Mariya Qadir

ATM: Estrutura, função, distúrbios e Ortodontia

Mariya Qadir

ATM: Estrutura, função, distúrbios e Ortodontia

A articulação temporomandibular e a Ortodontia Clínica

ScienciaScripts

Imprint
Any brand names and product names mentioned in this book are subject to trademark, brand or patent protection and are trademarks or registered trademarks of their respective holders. The use of brand names, product names, common names, trade names, product descriptions etc. even without a particular marking in this work is in no way to be construed to mean that such names may be regarded as unrestricted in respect of trademark and brand protection legislation and could thus be used by anyone.

Cover image: www.ingimage.com

This book is a translation from the original published under ISBN 978-613-3-99101-9.

Publisher:
Sciencia Scripts
is a trademark of
Dodo Books Indian Ocean Ltd. and OmniScriptum S.R.L publishing group

120 High Road, East Finchley, London, N2 9ED, United Kingdom
Str. Armeneasca 28/1, office 1, Chisinau MD-2012, Republic of Moldova, Europe
Printed at: see last page
ISBN: 978-620-8-07228-5

Conteúdo:

1. *Introdução:*

A articulação temporomandibular (ATM) liga a mandíbula ou o maxilar inferior ao crânio e regula o movimento da mandíbula . A ATM é uma das articulações mais complexas, delicadas e muito utilizadas do corpo humano. As funções mais importantes da ATM são a mastigação e a fala. A desordem temporomandibular (DTM) é um termo genérico utilizado para qualquer problema relacionado com a articulação da mandíbula. Uma lesão na mandíbula, na ATM ou nos músculos da cabeça e do pescoço pode causar DTM. Outras causas possíveis incluem ranger ou cerrar os dentes; deslocação do disco; presença de osteoartrite ou artrite reumatoide na ATM; stress, que pode levar uma pessoa a contrair os músculos faciais e da mandíbula ou a cerrar os dentes; envelhecimento. Os distúrbios mais comuns da ATM são a síndrome da disfunção da dor, o desarranjo interno, a artrite e os traumas. As DTMs são mais comuns em pessoas entre os 20 e os 40 anos de idade e ocorrem mais frequentemente nas mulheres do que nos homens. Alguns inquéritos indicam que 20 a 25% da população apresenta um ou mais sintomas de DTM. Uma vez que uma grande parte da população sofre de DTM, trata-se de um problema que deve ser objeto de uma análise mais aprofundada. As relações entre as tensões musculares, os movimentos dos maxilares, a mordida e a força articular e a morfologia craniofacial não são totalmente compreendidas. Uma grande fração das causas de DTM está atualmente por explicar. Há uma grande necessidade de compreender melhor a etiologia das DTMs para desenvolver métodos de prevenção e tratamento.

No final da década de 1980, a atenção da comunidade ortodôntica em relação às DTMs foi despertada após um litígio envolvendo o tratamento ortodôntico como causa de DTM em um paciente ortodôntico no tribunal americano. Em 1987, o Conselho de Curadores da Associação Americana de Ortodontistas (AAO) aprovou uma moção "para que a AAO inicie imediatamente um programa para conduzir estudos documentados com o propósito de determinar a relação, ou a falta dela, entre o tratamento ortodôntico e os distúrbios da articulação temporomandibular".

Eles também moveram para formar um novo comité orientado para tarefas, o Comité de Estudos Científicos, para conduzir o programa. No início de 1988, o comité foi formado, consistindo de pessoas com conhecimento reconhecido nesta área, mas com diferentes formações: um protético, um patologista oral, um médico de clínica geral e dois ortodontistas. A sua conclusão foi que o tratamento ortodôntico geralmente não é um fator primário nas DTM. Desde então, muitas investigações importantes foram conduzidas, mas a possível associação entre a terapia ortodôntica e os sinais e sintomas de DTM ainda é motivo de debate entre ortodontistas, cirurgiões ortognáticos, dentistas e pacientes dentários. Com o desenvolvimento de novas técnicas ortodônticas estéticas (ortodontia lingual, invisaline, etc.), cada vez mais adultos procuram tratamentos ortodônticos, pelo que parece haver uma maior probabilidade de os pacientes ortodônticos apresentarem DTM. O ortodontista deve ser capaz de reconhecer os sinais e sintomas de DTM já durante a consulta de anamnese, informar o paciente sobre o achado, assinalá-lo no processo do paciente e, se necessário, encaminhar o paciente para um especialista em DTM/Orofacial, diagnosticar e curar os distúrbios articulares.

2. *Anatomia da articulação temporomandibular:*

A articulação temporomandibular (ATM), também conhecida como articulação mandibular, é uma variedade elipsoide das articulações sinoviais direita e esquerda, formando uma articulação bicondilar. As caraterísticas comuns das articulações sinoviais exibidas por esta articulação incluem uma cápsula fibrosa, um disco, membrana sinovial, fluido e ligamentos adjacentes resistentes. Não só a mandíbula é um osso único, como também o crânio é mecanicamente um componente único e estável; por isso, a terminologia correta para a articulação é articulação craniomandibular. O termo articulação temporomandibular é enganador e parece referir-se apenas a um lado quando se refere à função da articulação. As funções mais importantes da articulação temporomandibular (ATM) são a mastigação e a fala e são de grande interesse para dentistas, ortodontistas, clínicos e radiologistas. A ATM é uma articulação ginglymoarthrodial, termo que deriva de *ginglymus,* que significa uma articulação em dobradiça, permitindo o movimento apenas para trás e para a frente num plano, e *arthrodia,* que significa uma articulação que permite um movimento de deslizamento das superfícies.[1] As ATM direita e esquerda formam uma articulação bicondilar e uma variedade elipsoide das articulações sinoviais, semelhante à articulação do joelho.[2]

As caraterísticas comuns das articulações sinoviais exibidas por esta articulação incluem um disco, osso, cápsula fibrosa, fluido, membrana sinovial e ligamentos. No entanto, as caraterísticas que diferenciam e tornam esta articulação única são a sua superfície articular coberta por fibrocartilagem em vez de cartilagem hialina. O movimento é guiado não só pela forma dos ossos, músculos e ligamentos, mas também pela oclusão dos dentes, uma vez que ambas as articulações estão unidas por um único osso da mandíbula e não podem mover-se independentemente uma da outra.

Superfícies articulares:

Componente mandibular:

Este componente é constituído por um processo condilar ovoide assente num colo mandibular estreito. Tem 15 a 20 mm de lado a lado e 8 a 10 mm da frente para trás. Assim, se os eixos longos de dois côndilos forem estendidos medialmente, eles se encontram aproximadamente no basion no limite anterior do forame magno, formando um ângulo que se abre em direção à frente, variando de 145° a 160°. O pólo lateral do côndilo é áspero, de ponta romba, e se projeta apenas moderadamente do plano do ramo, enquanto o pólo medial se estende acentuadamente para dentro desse plano. A superfície articular situa-se no seu aspeto ântero-superior, estando assim virada para a vertente posterior da eminência articular do osso temporal. A aparência do côndilo mandibular varia muito entre diferentes grupos etários e indivíduos. As alterações morfológicas podem ocorrer com base na simples variabilidade do desenvolvimento, bem como na remodelação do côndilo para acomodar variações do desenvolvimento, má oclusão, trauma e outras anomalias do desenvolvimento.[3]

Componente craniano:

A superfície articular do osso temporal está situada na parte inferior do escama temporal, antes da placa timpânica. Os vários termos anatómicos da articulação são elaborados da seguinte forma (a) Eminência articular: É toda a barra óssea transversal que forma a raiz anterior do zigoma. Esta superfície articular é a mais percorrida pelo côndilo e pelo disco à medida que avançam e recuam na função normal da mandíbula.

(b) Tubérculo articular: Trata-se de uma pequena protuberância óssea, elevada e rugosa, situada na extremidade exterior da eminência articular. Projecta abaixo do nível da superfície articular e serve para fixar o ligamento colateral lateral da articulação.

(c) Plano pré-glenoidal: Esta é a superfície articular ligeiramente oca, quase horizontal, que continua anteriormente a partir da altura da eminência articular.

(d) Crista articular posterior e processo pós-glenoidal: A sutura timpano-esquamosa é dividida pela borda inferior saliente do tegmen tympani em uma fissura petrosquamosa anterior e uma fissura petrotimpânica posterior.

A parte posterior da fossa mandibular é uma margem anterior da sutura petrosa e é elevada para formar uma crista conhecida como crista articular posterior ou lábio. Esta crista aumenta de altura lateralmente para formar uma proeminência espessada em forma de cone, denominada processo pós-glenoide, imediatamente anterior ao meato acústico externo.

(e) Borda lateral da fossa mandibular: Esta estrutura é geralmente elevada para formar uma ligeira crista que une o tubérculo articular, à frente, com o processo pós-glenoide, atrás.

(f) Medialmente, a fossa estreita-se consideravelmente e é delimitada por uma parede óssea que é o *processo entoglenoideu*, que passa ligeiramente medialmente como o plano glenoideu medial.

O teto da fossa mandibular, que a separa da fossa craniana média, é sempre fino e translúcido, mesmo no crânio pesado. Isso demonstra que, embora a fossa articular contenha a borda posterior do disco e o côndilo, ela não é uma parte funcionalmente portadora de tensão da articulação craniomandibular[4] .

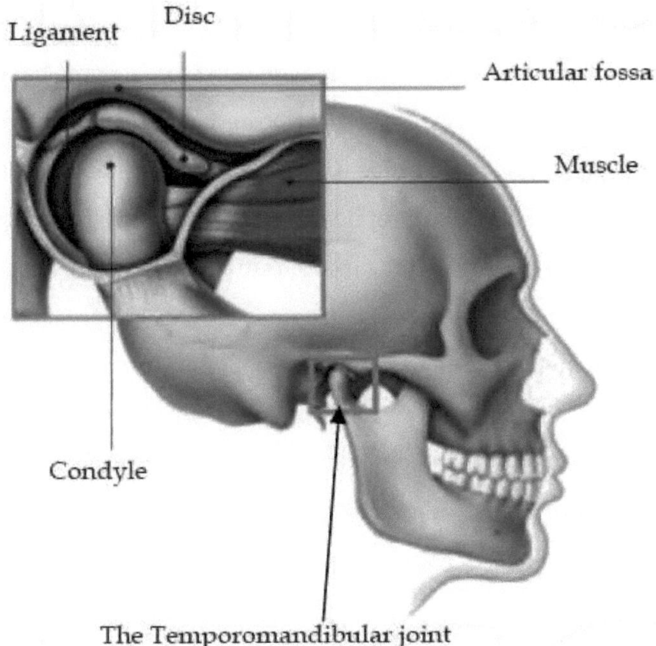

Disco articular:

O disco articular é a estrutura anatómica mais importante da ATM. É uma estrutura fibrocartilaginosa bicôncava localizada entre o côndilo mandibular e o componente ósseo temporal da articulação. A sua função é acomodar uma ação de articulação, bem como as acções de deslizamento entre o osso temporal e o osso articular mandibular. O disco articular é uma placa fibrosa, firme e aproximadamente oval, com o seu eixo longo orientado transversalmente. Tem a forma de uma tampa em forma de pico que divide a articulação num compartimento superior maior e num compartimento inferior mais pequeno.

Os movimentos de articulação ocorrem no compartimento inferior e os movimentos de deslizamento ocorrem no compartimento superior. A superfície superior do disco é dita em forma de sela para se adaptar ao contorno craniano, enquanto a superfície inferior é côncava para se adaptar ao côndilo mandibular.

O disco é espesso, redondo a oval em todo o seu bordo, dividido numa banda anterior de 2 mm de espessura, numa banda posterior de 3 mm de espessura e numa banda intermédia fina no centro de 1 mm de espessura. Mais posteriormente, existe uma região bilaminar ou retrodiscal. O disco está fixado a toda a volta da cápsula articular, exceto pelas fortes bandas que fixam o disco diretamente aos pólos condilares medial e lateral, que asseguram que o disco e o côndilo se movem em conjunto na protracção e retração[2] . A extensão anterior do disco está ligada a uma cápsula fibrosa superior e inferiormente. No meio, dá inserção ao músculo pterigoide lateral, onde a cápsula fibrosa não existe e a membrana sinovial é suportada apenas por tecido areolar solto. As bandas anterior e posterior têm fibras predominantemente transversais, enquanto a fina zona intermédia tem fibras orientadas no sentido ântero-posterior. Posteriormente, a região bilaminar é constituída por duas camadas de fibras separadas por tecido conjuntivo frouxo. A camada superior, ou lâmina temporal, é composta por elastina e está ligada ao processo pós-glenoide, a crista estendida medialmente, que constitui o verdadeiro limite posterior da articulação. Evita o deslizamento do disco durante o bocejo. A camada inferior das fibras ou lâmina inferior curva-se para baixo, atrás do côndilo, para se fundir com a cápsula e a parte posterior do colo do côndilo, no limite inferior do espaço articular. Evita a rotação excessiva do disco sobre o côndilo[5] . Entre as duas camadas, uma almofada expansiva e macia de vasos sanguíneos e nervos é ensanduichada e envolvida por fibras elásticas que ajudam a contrair os vasos e a retrair o disco nos movimentos de recuo do fecho. A junção da banda posterior e da zona bilaminar deve estar dentro de 10 graus de posição vertical para estar dentro do percentil 95% do normal. Se o ângulo de deslocação exceder os 10 graus, considera-se que existe uma condição patológica[5] . Alguns estudos demonstraram que a deslocação do disco é observada num grande número de voluntários assintomáticos (33%),[6] enquanto que os autores utilizam a zona intermédia como ponto de referência, uma abordagem que não tem em conta o ângulo de deslocação da banda posterior.Os tecidos de fixação retrodiscais são a parte intra-articular da articulação posterior ao côndilo e ao disco. Funcionalmente, o côndilo e o disco assentam mais anteriormente, sendo estritamente definidos quando o côndilo e o disco estão em relação cêntrica. O volume do tecido retrodiscal deve aumentar instantaneamente quando o côndilo se translada anteriormente. Este tecido é dobrado e comprimido no espaço articular quando a mandíbula está numa posição fechada. Quando a mandíbula é aberta, o côndilo desloca-se para baixo e para a frente (translada). A parte superior da inserção retrodiskal tem uma derivação vascular bastante proeminente e esta rede vascular está contida em gordura, colagénio e elastina frouxamente organizados. Talvez porque o disco tende apenas a rodar contra o côndilo (em oposição à translação, como o disco faz contra a superfície articular superior), a lâmina inferior ou o tecido retrodiscal inferior estica-se e serve para estabilizar o disco no côndilo e é composto por colagénio relativamente inelástico e bem compactado[7] .

Cápsula fibrosa:

A cápsula fibrosa é uma fina manga de tecido que envolve completamente a articulação. Estende-se desde a circunferência da superfície articular craniana até ao colo da mandíbula. O contorno da fixação capsular na base do crânio pode ser seguido anterolateralmente até ao tubérculo articular, lateralmente até ao bordo lateral da fossa mandibular, posterolateralmente até ao processo pós-glenoide, posteriormente até à crista articular posterior, medialmente até à margem medial do osso temporal na sua sutura com a asa maior do esfenoide e, finalmente, anteriormente, liga-se ao plano pré-glenoide de modo a encerrar o mesmo na cavidade articular[4] . O contorno de fixação no colo da mandíbula situa-se a uma curta distância abaixo do bordo da superfície articular à frente e a uma distância considerável abaixo da margem articular atrás. Lateralmente, está ligado ao pólo lateral do côndilo, mas medialmente mergulha abaixo do pólo medial. Na parte lateral da articulação, a cápsula é uma estrutura bem definida que limita funcionalmente a translação do côndilo para a frente. Esta cápsula é reforçada mais lateralmente por um ligamento externo da ATM, que também limita a distração e o movimento posterior do côndilo. Medial e lateralmente, a cápsula funde-se com os ligamentos condilodiscais[8] . Anteriormente, a cápsula possui um orifício por onde passa o tendão do pterigóideo lateral. Esta área de fraqueza relativa no revestimento capsular torna-se uma fonte de possível herniação de tecidos intra-articulares, o que, em parte, pode permitir a deslocação do disco para a frente[9] . Uma vez que o disco articular está ligado à superfície interna da cápsula, dividindo a cavidade articular em dois compartimentos, as fibras estendem-se do côndilo para o disco e do disco para o osso temporal, formando duas cápsulas articulares. É importante perceber que esta cápsula é uma estrutura incompleta no lado posterior do côndilo. De facto, a parte posterior da ATM é delimitada pela placa timpânica nos dois terços mediais da articulação e pela cartilagem do ouvido externo no terço lateral. A membrana sinovial que reveste a cápsula cobre todas as superfícies intra-articulares, exceto a fibrocartilagem que suporta a pressão. Os compartimentos inferior e superior formam pregas cheias de líquido (sulcos) nas calhas marginais da cavidade articular. Assim, existem quatro sulcos capsulares ou sinoviais situados nas extremidades posterior e anterior dos compartimentos superior e inferior. Estes sulcos mudam de forma durante os movimentos de translação, o que exige que a membrana sinovial seja flexível[10] .

Complexo do ligamento temporomandibular:

Ligamentos colaterais das articulações bilaterais da mandíbula:

O ligamento em cada lado da mandíbula é concebido em duas camadas distintas. A camada exterior larga ou superficial tem geralmente a forma de um leque e surge da superfície exterior do tubérculo articular e da maior parte da parte posterior do arco zigomático. É frequente existir uma crista óssea de fixação rugosa e elevada nesta área. Os fascículos ligamentares correm obliquamente para baixo e para trás para se inserirem na parte posterior, atrás e abaixo do colo da mandíbula. Imediatamente medial a esta camada, uma banda ligamentar estreita surge continuamente da crista do tubérculo articular, com fixação da porção externa neste local. Esta estreita banda interna ou profunda corre horizontalmente para trás como uma tira de retalho para o pólo lateral do côndilo.

Ligamento esfenomandibular:

Este ligamento nasce da espinha angular do esfenoide e da fissura petrotimpânica e depois corre para baixo e para fora para se inserir na língula da mandíbula. O ligamento relaciona-se lateralmente com o músculo pterigoide lateral, com o nervo auriculotemporal a correr posteriormente, a artéria maxilar a correr anteriormente, o nervo alveolar inferior e os vasos a correrem inferiormente e a entrarem no forame mandibular e num lóbulo da glândula parótida e, finalmente, medialmente ao pterigoide medial com o nervo corda do tímpano e a parede da faringe com gordura e as veias faríngeas a intervir. Este ligamento é passivo durante os movimentos da mandíbula, mantendo relativamente o mesmo grau de tensão durante a abertura e o fecho da boca. Uma parte superior desta banda continua a fixar-se na parte posterior do disco, lateralmente ao pólo condilar. O deslizamento medial do côndilo é impedido medialmente pelo processo entoglenoidal e lateralmente pelo ligamento temporomandibular. A banda oblíqua externa fica tensa na protracção do côndilo, que acompanha a abertura da mandíbula, limitando assim a distração inferior do côndilo nos movimentos de deslizamento para a frente e de rotação, enquanto a banda horizontal interna se aperta na retração da cabeça da mandíbula, limitando assim o movimento posterior do côndilo[11] .

Ligamento estilomandibular:

Trata-se de uma concentração local especializada e densa de fáscia cervical profunda que se estende do ápice e é adjacente ao aspeto anterior do processo estiloide e do ligamento estilo-hióideo até o ângulo e a borda posterior da mandíbula. Este ligamento estende-se então para a frente como uma ampla camada fascial que cobre a superfície interna do músculo pterigoide medial. A borda anterior do ligamento é espessada e bem definida. É frouxo quando os maxilares estão fechados e afrouxa visivelmente quando a boca é aberta porque o ângulo da mandíbula oscila para cima e para trás enquanto o côndilo desliza para baixo e para a frente. Este ligamento fica tenso apenas em movimentos protrusivos extremos. Assim, pode ser considerado apenas como um ligamento acessório de função incerta.

Componente muscular:

Uma vez que muitos dos problemas da ATM envolvem os músculos, é extremamente útil saber os seus nomes e como funcionam. Os músculos mastigatórios que rodeiam a articulação são grupos de músculos que se contraem e relaxam em harmonia para que os maxilares funcionem corretamente. Quando os músculos estão relaxados e flexíveis e não estão sob tensão, trabalham em harmonia com as outras partes do complexo da ATM. Os músculos da mastigação produzem todos os movimentos da mandíbula. Estes músculos começam e fixam-se no crânio e estendem-se entre o crânio e a mandíbula de cada lado da cabeça para se inserirem na mandíbula.

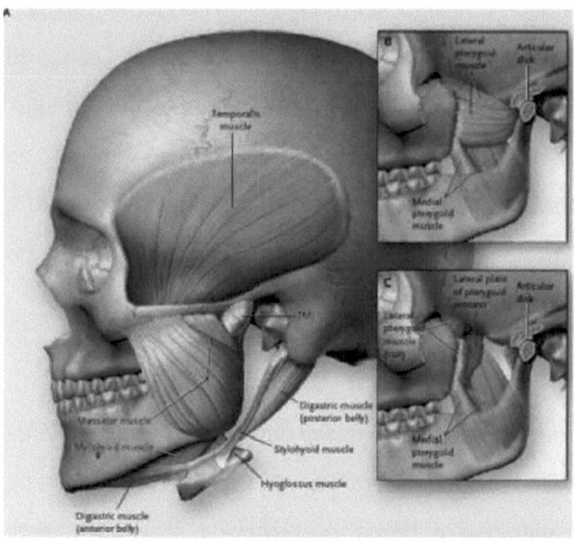

Por conseguinte, são necessários músculos diferentes para os movimentos opostos da mandíbula. Os músculos da mastigação são abdutores (abrem a mandíbula) e adutores (fecham a mandíbula). Os músculos temporais, masseteres e pterigóides mediais são adutores, enquanto os músculos pterigóides laterais são os principais abdutores da mandíbula. Os músculos que produzem o movimento para a frente (protrusivo) também são usados alternadamente para mover a mandíbula de um lado para o outro (lateralmente). O principal e mais forte músculo da mastigação é o masseter, que se origina no osso temporal e se estende pelo exterior da mandíbula até ao seu ângulo inferior, com uma inserção larga ao longo da borda lateral do cótilo.

O segundo músculo de fecho é o pterigóideo medial, que corre paralelamente ao masséter mas no interior da mandíbula. Tem origem numa saliência em forma de asa do crânio. Este músculo e o músculo masseter formam uma funda à volta da extremidade posterior da mandíbula e trabalham em conjunto para a fechar. Parece um leque parcialmente aberto na parte lateral da cabeça. Tem uma extremidade larga que se origina no alto da fossa temporal e da fáscia temporal, enquanto a sua extremidade estreita se insere no processo coronoide do maxilar inferior. Quando mastigamos, não só movemos a boca verticalmente, mas também para a frente e para trás (protrusivamente) e de um lado para o outro (lateralmente). Estes movimentos são, em grande parte, produzidos pelo par de músculos pterigóides laterais. Estes músculos têm origem nas mesmas regiões do crânio que os músculos pterigóides mediais e estendem-se para trás e para fora (lateralmente) em direção aos côndilos. O pterigóideo lateral é composto por duas porções ou ventres, o ventre superior (superior) e o ventre inferior (inferior). O par de ventres inferiores é o principal responsável por mover a mandíbula para a frente, abrindo assim a boca e puxando a mandíbula para um lado. O ventre inferior está predominantemente ligado à parte superior do maxilar inferior (côndilo mandibular). Quando estes ventres se contraem, puxam os côndilos para a frente, para fora da fossa e para baixo, para os pontos mais baixos das eminências. Quando se contraem alternadamente, os ventres inferiores permitem que a mandíbula se desloque lateralmente. Este movimento também ocorre espontaneamente quando a boca está aberta. As fibras do ventre superior atravessam a cápsula articular e ligam-se à parte anterior do disco articular. O ventre superior é responsável pelo movimento correto do disco em coordenação com o movimento do maxilar inferior, especialmente quando se fecha a boca, exatamente o oposto do ventre inferior. Em seguida, exerce pressão para a frente tanto no côndilo como no disco, estabilizando a sua relação entre si e assegurando a posição mais eficaz possível quando as fortes forças da mastigação movem o côndilo para trás e para a frente.

Lubrificação da junta:

O líquido sinovial provém de duas fontes: por um lado, do plasma por diálise e, por outro, da secreção dos sinoviócitos de tipo A e B com um volume não superior a 0,05 ml. No entanto, estudos de radiografia contrastada estimaram que o compartimento superior pode conter cerca de 1,2 ml de líquido sem criar uma pressão indevida, enquanto o inferior tem uma capacidade de cerca de 0,5 ml[10] . *Fornecimento de sangue:*

A principal irrigação sanguínea da articulação provém da artéria maxilar e da artéria temporal superficial. O padrão venoso é mais difuso, formando um plexo abundante à volta da cápsula. Estes espaços cavernosos enchem-se e esvaziam-se à medida que o côndilo balança ritmicamente para a frente e para trás, proporcionando um movimento ágil e sem obstáculos na ação articular normal. Uma caraterística venosa semelhante é também observada anteriormente, mas em menor grau.

Fornecimento de nervos:

Provém da divisão mandibular do nervo trigémeo e de algumas divisões do nervo auriculotemporal e do nervo massetérico. Os receptores articulares, classificados por Wyke", em quatro grupos (grupos I, II, III e IV) encontram-se na ATM[12] .

GRUPO I

Sinalizar as posições estáticas das articulações, as alterações da pressão intra-articular, a direção, a amplitude e a velocidade do movimento das articulações.

GRUPO II

Sinalizar o início e a paragem do movimento da articulação.

GRUPO III

(Confinado ao ligamento lateral) sinaliza quando é atingido o extremo da amplitude disponível na abertura.

GRUPO IV

(Sistema recetor da dor) encontra-se na cápsula, na almofada de gordura articular e nos vasos sanguíneos articulares (compartimento posterior).

3. Dentes e oclusão:

A forma como os dentes se encaixam pode afetar o complexo da ATM. Uma oclusão estável, com bom contacto e interdigitação dos dentes, proporciona o máximo apoio aos músculos e à articulação, ao passo que uma má oclusão (relação de mordida) pode provocar o mau funcionamento dos músculos e, em última análise, causar danos à própria articulação. A instabilidade da oclusão pode aumentar a pressão sobre a articulação, causando danos e degeneração.

4. Singularidade da articulação da ATM:

A articulação da ATM tem algumas caraterísticas únicas.[13] Os pontos que se seguem estão de acordo com as conclusões apresentadas por Sarnat,[14] , segundo as quais a articulação apresenta uma adaptação de suporte de pressão:

1) o teto da fossa é fino e translúcido e está coberto por uma fina camada de fibrocartilagem;

2) o tubérculo articular e o tubérculo pós-glenoide com o seu disco interposto é a articulação craniomandibular;

3) a cartilagem fibrosa que reveste as superfícies mandibular e temporal é avascular, tal como o menisco;

4) os feixes de fibras da cartilagem e do menisco apresentam camadas profundas perpendiculares às superfícies ósseas e as camadas superficiais são paralelas;

5) As camadas profundas estão adaptadas à pressão, as superficiais ao deslizamento sob pressão;

6) presença de uma estrutura solta na cápsula anterior e posterior;

7) as fibras em forma de leque da cápsula restringem a compressão retrusal.

A ATM é então duas articulações numa só e actuam em sincronia[15] - a articulação superior, entre a eminência articular e o disco; a articulação inferior, entre o côndilo e o disco.

5. *Anatomia funcional da ATM:*

A anatomia funcional da ATM pode ser resumida da seguinte forma[16] :

1) A morfologia da ATM demonstra uma grande desigualdade entre as superfícies articulares.

2) A fossa articular côncava não é um componente funcional desta articulação. Serve como local de repouso para os côndilos quando a mandíbula está em posição de repouso.

3) Os seus ligamentos não restringem a amplitude normal de movimento, mas suportam estruturalmente a cápsula articular.

4) O tipo de tecido que compõe a articulação é capaz de suportar forças de cisalhamento e de tensão elevadas.

5) A articulação não só é estável no contacto oclusivo (dentes contra dentes), como também, através do seu desenho ligamentar, da forma do seu menisco e do mecanismo de coordenação neuromuscular, é estável ao fechar numa posição protrusa, por exemplo, ao morder[17] .

6)A articulação possui três graus de liberdade e um eixo de rotação para cada um deles.

7) Para cada eixo de movimento, há um grupo de músculos que produzem o movimento desejado.

8) O controlo muscular é moderado por extensas vias sensoriais e proprioceptivas que revestem todo o sistema estomatognático, nomeadamente os ligamentos periodontais, os músculos da mastigação e os receptores articulares.

6. Movimentos do tmj:

A função anatómica básica da mandíbula é a seguinte

1) abrir e fechar;

2) protrusão e retrusão; e

3) desvio lateral, que são assegurados por dois tipos de movimentos de base. Estes movimentos são designados por rotação e translação. A rotação ocorre na porção inferior da articulação e o eixo de rotação passa pela cabeça do côndilo, de modo que ocorre um movimento do tipo articulado. A translação ocorre na porção superior da articulação, e este movimento do côndilo e do menisco é relativo à eminência articular. Segundo Schwartz,[18] os eixos dos movimentos mandibulares não se deslocam significativamente em nenhum dos movimentos. O movimento rotatório faz com que as regiões sucessivas das superfícies articulares do côndilo se relacionem num ponto fixo; isto é denominado artroquinematicamente de deslizamento. Este deslizamento apenas permite uma depressão da mandíbula, sem que ocorra qualquer movimento para a frente. Uma vez que a continuação deste deslizamento rotativo causará um impacto nas estruturas posteriores, o côndilo tem de assumir uma translação ou rolamento que ocorre quase em simultâneo com a rotação. Isto permite um movimento resultante em torno do eixo da eminência articular, bem como da cabeça do côndilo. Aquando da abertura da mandíbula, verifica-se que os côndilos rodam logo no início da abertura até cerca do meio da abertura; o movimento de translação é então óbvio, permitindo que o côndilo deslize para a frente logo abaixo da eminência[14] . A rotação limitada do côndilo apresenta uma abertura limitada da mandíbula. É evidente que a função dos pterigóides laterais superiores em puxar o menisco anteriormente é necessária e crítica na preparação para a rotação condilar. O menisco, com a sua forma irregular, actuando para se manter à frente do côndilo, proporciona um contorno congruente e lubrificação, especialmente no

início e fim do movimento. Com estas duas condições em vigor, os pterigóides laterais inferiores funcionarão para proporcionar a protrusão da mandíbula (movimento condilar de translação) e, se necessário, o desvio lateral. O desvio lateral ocorre para o lado oposto do pterigoide em contração. Tem havido pouca investigação sobre o mecanismo exato deste desvio, nem há acordo sobre o local do eixo em torno do qual o movimento ocorre.[19]

7. Posturas da ATM:

O movimento da mandíbula é analisado como a ação entre dois componentes rígidos unidos de uma forma particular, a mandíbula móvel contra o crânio estabilizado. A articulação craniomandibular é um fulcro peculiar, bilateral e móvel, em torno do qual os momentos de força se transformam num complexo sistema de alavanca da mandíbula. Cada articulação envolve a fossa articular acima e o côndilo mandibular abaixo[16] .

Postura de repouso (posição de repouso):

A postura de repouso da mandíbula é a posição que o maxilar inferior assume quando os músculos mandibulares estão em "repouso", desde que o indivíduo esteja de pé ou sentado à vontade na postura erecta e mantenha a cabeça de modo a que o olhar se dirija para o horizonte. Esta disposição é essencial porque especifica que toda a cabeça e o pescoço devem também estar em posição normal de repouso. Se a cabeça estiver flectida para a frente, as estruturas moles entre o queixo e o peito tendem a empurrar a mandíbula para a frente da sua posição de repouso. Se a cabeça for estendida para trás, ocorre o deslocamento oposto. Assim, estruturas como a pele, a fáscia e os músculos faciais (por exemplo, o platisma) são esticados e puxam a mandíbula para baixo e para trás da posição de repouso. Por conseguinte, deve ser claramente entendido que o termo "postura de repouso" não implica uma posição fixa ou estática[20] . A posição varia continuamente em função de numerosos factores, incluindo as posturas corporais momentâneas, as actividades imediatamente anteriores, a fadiga e talvez mesmo a hora do dia. A ideia de que essa posição é reproduzível com precisão e com algum grau de confiança é uma ilusão.

Na postura de repouso, os dentes não estão claramente em contacto. O espaço entre os dentes superiores e inferiores é designado por espaço livre, ou espaço interoclusal. Normalmente mede de 2 a 5 mm entre os incisivos. Nesta posição, os lábios tocam-se ligeiramente. Assim, também é claro que a posição de repouso é totalmente independente do número, forma, posição, ou mesmo da presença ou ausência de dentes. Em vez disso, a posição de repouso depende inteiramente do tónus de repouso da musculatura mandibular e da gravidade. A tensão residual de um músculo "em repouso" é denominada tónus de repouso, mas também deve ser definida com cuidado. O tónus de repouso deve-se tanto ao turgor e à elasticidade inatos do tecido muscular e fibroso como às contracções descontínuas dos feixes musculares em resposta a um sistema nervoso alerta. Mas, além disso, nos músculos antigravitacionais, como os da mandíbula, a contração reflexa intermitente de um certo número de fibras musculares está sempre presente[21] . Assim, à medida que algumas fibras se cansam, outras assumem a tensão, de modo a que uma determinada percentagem de fibras mantenha, em permanência, um contacto firme entre as superfícies articulares, assegurando assim a integridade da articulação. Este mecanismo torna-se especialmente crítico em todas as articulações altamente móveis em que a estabilidade da articulação não pode depender muito de outras caraterísticas da estrutura da articulação (por exemplo, a articulação do ombro). Assim, na posição normal de repouso da mandíbula, as superfícies articulares ântero-superiores dos côndilos mandibulares são puxadas em direção às vertentes posteriores das eminências articulares do osso temporal. As partes mais finas dos discos articulares intervêm entre estas superfícies, e todas são mantidas nestas relações pelas condições de tónus de repouso acima mencionadas. Este é apenas um exemplo do princípio fisiológico geral em que as relações corretas de todas as partes do corpo são mantidas pelo tónus muscular. Embora consideravelmente mais baixo durante o sono, o tónus não se perde totalmente. Obviamente, como o tónus muscular é constante em condições constantes, o mesmo acontece com as posições de repouso da mandíbula. Em condições aberrantes, como doença, exaustão ou tensão nervosa, essas relações podem mudar. Certamente, é bem entendido que "constância" num organismo vivo significa simplesmente que a gama de variação é pequena mas constante. Clinicamente, a amplitude da postura de repouso é de grande importância porque especifica os limites cruciais para qualquer procedimentos protéticos de "elevação da mordida". Se a mordida for "aberta" (levantada) até à posição de repouso (o que significa que os dentes se tocam nesta posição), a musculatura mandibular é severamente pressionada. O contacto constante dos dentes, por mais ligeiro que seja, faz com que os órgãos terminais neurais no periodonto sinalizem este contacto ao núcleo motor do quinto nervo no tronco cerebral, o que perturba o padrão de disparo normal, há muito estabelecido. O padrão interrompido priva então as fibras musculares das suas sequências normais de repouso. As consequências óbvias são o traumatismo dos dentes, das estruturas de suporte e das estruturas articulares, bem como espasmos musculares e dores.

Postura da dobradiça:

A postura de charneira da articulação da mandíbula é uma postura que pode ser localizada com alguma precisão. É a posição em que os côndilos repousam no limite mais retruido, contra os espessos rebordos posteriores dos discos abaixo da parte anterior da fossa, quando as cúspides dos dentes estão apenas livres de contacto. É a partir desta posição que se pode efetuar uma elevação e uma descida praticamente "pura" da articulação da mandíbula. A simples oscilação da mandíbula em dobradiça descreve um pequeno arco e só é conseguida quando a mandíbula é retruída à força. A retrusão mais posterior que o côndilo pode alcançar é determinada pelo comprimento da banda horizontal interna tensa do ligamento craniomandibular. Uma vez que o comprimento desta banda é constante, o registo clínico desta posição pode ser repetido com precisão. O movimento da dobradiça gira em torno de um eixo horizontal comum, que passa aproximadamente pelos centros de ambos os côndilos. Devido às assimetrias apreciáveis entre os dois lados do crânio, é altamente improvável que o eixo passe exatamente por uma junção dos planos horizontal e frontal. A localização desta posição é considerada útil nalguns procedimentos clínicos. Uma das suas caraterísticas é obviamente significativa; especifica que a posição normal de repouso do côndilo deve estar a uma curta distância anterior à posição da dobradiça.

Postura oclusal cêntrica:

Significa algum tipo de contacto entre os dentes superiores e inferiores. A oclusão cêntrica denota um conceito de postura mandibular normal em que a dentição está ocluída com todos os dentes completamente interdigitados ao mesmo tempo que todos os outros componentes cinéticos do aparelho oral estão em "equilíbrio harmonioso". Os côndilos estão ligeiramente rodados para trás e estão ao nível da sua posição de repouso ou ligeiramente retruídos. Idealmente, esta é a posição que a mandíbula deve atingir se for fechada a partir da posição aberta quando a cabeça e o pescoço estão na postura vertical. Esta é a situação mais provável de ocorrer em jovens adultos saudáveis com um conjunto completo de dentes e o que é classicamente considerado uma oclusão normal. Foi demonstrado que, na esmagadora maioria dos casos, a mandíbula pode ser retruída desta posição cerca de 0,5 a 1 mm, se os dentes estiverem pouco soltos. Como referido anteriormente, é óbvio que a postura oclusal cêntrica normal deve estar ligeiramente à frente da posição que a musculatura mastigatória pode efetivamente alcançar. Assim, a capacidade de mover a mandíbula ligeiramente para trás da relação oclusal cêntrica é, pelo menos, um sinal distinto de um aparelho oral bem equilibrado. A posição de dobradiça é uma posição extrema, e é totalmente contrário aos princípios bem conhecidos das construções biológicas que qualquer articulação normal seja habitualmente colocada numa posição tão tensa.

Relação oclusal protrusiva:

É a posição de oclusão em que os bordos incisais dos quatro incisivos inferiores contactam com os bordos incisais dos incisivos centrais superiores e, por vezes, com os laterais. Normalmente, todos os outros dentes não estão em oclusão. Os côndilos são ligeiramente rodados para a frente e movidos para baixo e para a frente até um nível igual ou próximo do pico da eminência articular.

Relação oclusal lateral:

É a posição em que os posteriores superior e inferior do lado ipsilateral contactam ao longo da linha das cristas das cúspides vestibular e lingual. Em dentes não desgastados, as cúspides são curvas, de modo que os contactos se dão em pontos onde os contornos opostos se encontram. Nos dentes desgastados, os contornos são achatados e as linhas de contacto podem ser quase contínuas. Na dentição natural, os dentes do lado contralateral não estão em oclusão.[22]

8. Desordens temporomandibulares:

Os ortodontistas encaminham frequentemente os pacientes com sinais e sintomas de desordens temporomandibulares, DTM, para outros especialistas. Estas queixas estão muitas vezes associadas a outros problemas músculo-esqueléticos gerais, o que faz com que estes doentes constituam um grupo clinicamente identificável. Por isso, é importante que os ortodontistas saibam fazer um diagnóstico correto das DTM e possam propor um tratamento inicial para as mesmas, que, na maioria dos casos, será o único necessário. **A designação DTM, desordem temporomandibular, adoptada pela conferência de consenso de 1996[23] , engloba um conjunto de sinais e sintomas com os quais os médicos dentistas, tanto generalistas como especialistas, têm de lidar, quer exerçam a sua atividade nos seus próprios consultórios, quer em ambientes clínicos ou hospitalares.**

Perspetiva histórica:

Um dos primeiros ortodontistas pioneiros no reconhecimento e tratamento das DTMs foi Thompson[24-26] , que observou que os pacientes com distúrbios na dimensão vertical pareciam ser mais propensos a problemas na articulação temporomandibular (ATM). Ele enfatizou o estabelecimento de dimensões verticais normais, especialmente em pacientes com mordida profunda, e defendeu a eliminação de todas as interferências no "espaço livre" do movimento mandibular. Graber[27,28] foi um dos primeiros investigadores a chamar a atenção para a natureza multifatorial das DTM, sendo a oclusão apenas um dos factores. Graber citou o stress e a parafunção nocturna descontrolada como factores contribuintes, e advertiu contra os tratamentos que utilizam conceitos gnatológicos estritos, afirmando que o articulador não pode emular adequadamente a função da ATM e a posição condilar. As suas recomendações de tratamento estendiam-se para além dos limites estreitos da dentição, com o controlo do stress e o aconselhamento psicológico como parte da terapia. Um dos maiores estudos iniciais com pacientes foi conduzido por

Ricketts,[29,30,31,32] , que desenvolveu uma técnica laminográfica cefalométrica para avaliar a articulação temporomandibular. Ele avaliou as regiões da ATM de mais de 400 pessoas e usou a faixa de variação encontrada em 50 pacientes com "oclusões satisfatórias" como base para comparação de condições patológicas individuais. Ricketts também enfatizou o papel da musculatura na determinação da posição do côndilo em relação à fossa glenoide.

Epidemiologia:

Os problemas temporo-mandibulares são uma doença frequente, com 45 a 70% da população em geral a apresentar alguns sinais, 30% a ter consciência da sua presença, mas apenas 3 a 12% a procurar tratamento. Estes potenciais pacientes são maioritariamente mulheres (2 a 18%), estando os homens muito atrás em número (0 a 10%). De acordo com Dworkin SF e LaResche, os problemas de DTM raramente afectam as crianças, aumentando a sua prevalência nos adolescentes e atingindo o seu pico nos adultos entre os 18 e os 45 anos. À medida que a senescência se aproxima, os problemas musculares tendem a diminuir e as dificuldades da ATM tendem a estabilizar-se. Diferentes autores[34,35] relataram uma variação nas DTMs entre os sexos, variando de 1 homem para cada 2 mulheres a 1 homem para cada 10 mulheres.

Definição:

A designação de desordem temporo-mandibular, DTM, engloba um conjunto de sinais e sintomas musculares, articulares temporo-mandibulares e esqueléticos que afectam os tecidos duros e moles do sistema mastigatório. São caracterizados por uma variedade de elementos que ocorrem de forma independente ou em conjunto:

- dor nas regiões pré-auricular, auricular, jugal e, ou, temporal;
- uma limitação da amplitude dos movimentos mandibulares;
- e, de forma muito variável, ruídos no funcionamento da articulação temporo-

mandibular.

As DTM não têm apenas um impacto nas actividades de rotina da vida diária do doente, como a mastigação e a deglutição, bem como a fonação e as expressões faciais. Mas quando a dor é intensa, pode impedir o funcionamento do doente na sua vida familiar, na sua esfera profissional e noutras actividades sociais[36] . Neste domínio, como em toda a medicina, os sinais referem-se às manifestações observadas pelo médico, ao passo que os sintomas são as manifestações clínicas subjectivas percebidas e relatadas pelos doentes.

Etiologia das DTMs:

- Multifatorial:

1. Dores miofasciais

- Hiperatividade e disfunção muscular (por exemplo, bruxismo, cerrar os dentes)

2. Doença articular

- Desordem de deslocamento do disco ou deslocações crónicas recorrentes
- Traumatismo (por exemplo, pancada forte, chicotada, subluxação)
- Doença (por exemplo, DJD, AR, infecções, neoplasia)

3. Psicológico (controverso^ Stress (mental ou físico)

Consideração etiológica:

A causa das DTM é complexa e multifatorial

- Factores predisponentes

- Factores que aumentam os riscos (por exemplo, oclusão, parafunção, stress)

- Factores iniciais ou precipitantes

- Factores que provocam o aparecimento (por exemplo, traumatismo, lesão por efeito de chicotada, golpe na mandíbula, ou seja, traumatismo)

- Factores de perpetuação

- Factores que interferem com a cicatrização (por exemplo, parafunção, stress, oclusão)

Factores predisponentes:

- Biomecânica

- Ferimento anterior

- Malformação do esqueleto

- Vários factores oclusais

- Genética

- Condições médicas sistémicas

• Doenças reumáticas, hormonais e metabólicas

• Psicológico

- Depressão, ansiedade, problemas no trabalho.

Factores iniciadores ou precipitantes:

- Macro-trauma (evento único)

- Extrínseca: acidente de viação ou desporto de contacto

- Intrínseca: comer alimentos duros, guinchar, manter a boca bem aberta durante o tratamento dentário, entubação por AG

- Micro-traumas (acontecimentos repetitivos)

- Hábitos parafuncionais orais

• Ranger de dentes, cerrar os dentes, bruxismo, roer as unhas, mastigar pastilhas com frequência

Factores de perpetuação:

- Qualquer fator que possa interferir com a cicatrização:

- Hábitos parafuncionais
- Social
- Oclusão
- Psicológico
- Personalidade
- Emocional
- Físico
- Perturbações do sono

Comparação das actividades funcionais e parafuncionais:

Factores	Atividade funcional	Parafuncional Atividade
Forças de contacto dos dentes	17.200 lb-sec/dia	57.000 lb-sec/dia
Direção das forças aplicadas aos dentes	Vertical (bem tolerado)	Horizontal (não é bem tolerado)
Posição mandibular	Oclusão cêntrica (relativamente estável)	Movimento excêntrico (relativamente instável)
Tipo de contração muscular	Isotónico (fisiológico)	Isométrica (não fisiológica)
Influência do reflexo de proteção	Presente	Presente
Efeito patológico	Pouco provável	Muito provável

O Paradoxo do Género:

A maioria dos pacientes com ATM é do sexo feminino, com idade entre 20 e 40 anos[37,38,39] . A prevalência de pacientes do sexo feminino em relação ao masculino varia de 3:1 a 8:1[40,41 ,42,43,44] . Devido à elevada predileção pelos sintomas da ATM nas mulheres em comparação com os homens, e porque estes sintomas são mais comuns durante a idade fértil, alguns investigadores sugerem que as hormonas sexuais femininas podem ter um papel na patogénese das perturbações da ATM. Sabe-se que as hormonas sexuais influenciam a diferenciação, o crescimento, o desenvolvimento e o metabolismo dos tecidos conjuntivos. Um estudo realizado por Abubaker et al[45] . sugere que as hormonas sexuais afectam a matriz extracelular do disco da ATM de ratos fêmeas e machos[45] . Estes efeitos na composição bioquímica do disco podem, teoricamente, alterar as propriedades biomecânicas do tecido conjuntivo, tais como as da ATM. Infelizmente, ainda não se sabe se as hormonas sexuais femininas, os receptores de estrogénio ou outros factores são responsáveis pelo paradoxo de género da DTM[46] .

Sinais e sintomas:

Sintomas

- Sons : Estalidos, rangidos
- Bloqueio : Bloqueio fechado, Bloqueio aberto
- Dor: nos ouvidos, na articulação do maxilar, nos músculos do maxilar, na face, nas têmporas e no pescoço
- Dor de cabeça
- Aperto
- Fadiga muscular

Dor:

A Associação Internacional para o Estudo da Dor definiu-a como "uma experiência sensorial e emocional desagradável associada a um dano real ou potencial dos tecidos, ou descrita em termos desse dano"[47] . Os problemas musculares são geralmente a principal queixa que leva os doentes a procurar uma consulta. No entanto, a nossa compreensão dos mecanismos da dor muscular é ainda hoje incompleta[48] , com as explicações simplistas de "fadiga", "traumatismo" ou "espasmo" a não representarem a realidade do fenómeno na maioria dos casos[49,50] . O método moderno de tratamento consiste em avaliar o estado geral do sistema nervoso central do doente durante a ativação sensorial estimulada pelo músculo.

As modificações da perceção da dor causadas pela hiperatividade vegetativa gerada por vários tipos de stress são capazes de aumentar a perceção da dor, bem como de contribuir para a transformação dessa perceção da dor numa condição permanente. Por outras palavras, as condições emocionais relacionadas com o stress induzem uma espécie de hiperatividade vegetativa que provoca tanto o bruxismo como uma hipersensibilidade muscular dolorosa. À medida que este fenómeno persiste, a dor torna-se crónica[51,52] . Esta dor pode ser classificada em duas grandes categorias:

- aguda: resultante de um excesso de estimulação desagradável durante períodos que podem ir até seis meses, associada a problemas de vida transitórios. A dor aguda desempenha o papel de um sinal de alarme desencadeado mais frequentemente por uma lesão;

- crónica: a dor é designada como crónica se persistir mais de seis meses. Pode ser contínua ou recorrente e está normalmente associada a uma entidade patológica específica. A sua intensidade depende do tipo de estímulo que a provocou e também da perceção subjectiva que o doente tem dela. Pode ser acentuada pela fadiga ou pelo stress e, nesse caso, pode ser classificada como uma perturbação da dor.

Sinais:

- Sons
- ADM (amplitude de movimento)
- Desvio / Deflexão

- Ternura muscular/articular
- Achados intra-orais:

- Atrito
- Condição periodontal
- Oclusão

Classificação dos distúrbios temporo-mandibulares:

A classificação baseia-se na Academia Americana de Dor Orofacial proposta em 1996[53] , que por sua vez se baseou no trabalho de Dworkin e LeResche publicado em 1992 e revisto em 2004[54,55] , mantendo-se apenas as entidades mais frequentemente encontradas.

Group I	Group II	Group III
Muscular problems	**Displacement (luxations) of the articular disc**	**Inflammatory maladies of the TMJ, arthritis and arthrosis**
Non-painful Contraction Curvature Reflex splinting Muscle spasm Myositis Myofascial pain with or without mandibular hypomobility	Displacement with reduction Displacement without reduction With mandibular hypomobility Without mandibular hypomobility	Inflammatory pathologies Capsulitis Synovitis Arthrosis Arthritis

**Wacyl M. O papel atual dos ortodontistas no tratamento das disfunções temporomandibulares.J Dentofacial Anom Orthod. 2012; 15:205*

Classificação das perturbações temporomandibulares

	Definition	Pain	Movements	Palpation and tests	Articular sounds	Others
Muscular problems						
Contraction	Chronic resistance of a muscle in passive retraction	No	limited amplitude	Negative	No	Often, following trauma, infection, or other disorder leading to mandibular hypomobility
Myalgia (curvature)	muscle pain after excess muscle	Appears 24-48 hours	Limited amplitude	Painful	No	Appears on movement Disappears with heat
Splint Reflex	Muscular rigidity	Acute on movement	Limited amplitude	Muscular rigidity, sensitivity	No	Articular inflammation Pericoronitis (trismus)
Myospasm	Sudden contraction	Acute	Limited amplitude	Muscular rigidity, pain	No	Fasiculation (contraction of the whole of the muscle)
Myositis Tendinitis	painful, generalized inflammation in all of muscle, Sometimes in attached tendons	Acute	Limited amplitude	Regional sensitivity Irradiations	No	Occasional edema
Myofascial pain Fibromyalgia	Pain in muscles and their fascias	Many local sites Dull, continuous in tense muscle	Sometimes limited amplitude	Pain in trigger zones	No	Not related to function, related to anxiety and depression No etiological treatment
Problems of the TMJ and its ligaments						
Hypermobility	Displacement of the mandibular condyle beyond the articular eminence of the temporal bone	No	Amlitude of opening increased	Condyle passing the eminence	Clicking at end of opening	
Condyle luxation	Luxation of the mandibular condyle beyond the eminence of the temporal bone	Severe at the moment of displacement	Blocking on opening	On external pal-pation, dentist can sense the mandibular con-dyle	No	
Problems of the TMJ and its ligaments						
Discal subluxation	The disc is deformed and seems to be "displaced" ahead of the condyle	No	Unchanged amplitude, but deviation in opening and closing	Test of positive translation	Characteristic clicking on opening, then in closing (reciprocal clicking)	If TMJ pain exists it is a case of capsulitis
Disacal luxation	Disc displaced ahead of condyle during translation. Disc is not spontaneously recaptured during translations	Acute at initial phase, disappears with time	Considerable limitation, deviation on opening toward the injured side, improves with time	TMJ pain on pal-pation and com-pression that diminishes on translation	No	Functional recuperation over time
TMJ problems of inflammation, arthritis and arthrosis						
Capsulitis	Inflammation of the articular capsule	Absent at rest, feels like a needle stick in function	Amplitude sometimes limited by muscular splinting reflex	Pain in joint aggravated by compression tests	No	Sometimes associated with trauma
Arthrosis	Non-inflammatory degenerative condition. Changes of shape of articular osseous surfaces	Rare, sometimes dull and dee	Amplitude varies. Sometimes deviation toward affected side	Negative	Crepitations	Presence of osteophytes visible on radiographs
Arthritis	Acute phase of inflammation and degeneration	Related to a phase of arthrosis	Irregular movements, limited opening, deviation toward afected side	Sensitive	Crepitations	Presence of inflammatory geodes

**Wacyl M. O papel atual dos ortodontistas no tratamento das disfunções temporomandibulares.J Dentofacial Anom Orthod. 2012; 15:205*

Sinais de perturbações temporomandibulares

9. *O exame clínico:*

O examinador utiliza o exame clínico para estabelecer um diagnóstico preciso e positivo da afeção muscular ou articular.

A avaliação funcional:

O examinador observa e mede a amplitude dos movimentos activos e passivos da mandíbula, guiados pelo profissional, na abertura, no fecho e na excursão lateral e propulsiva. A presença de sensibilidade ou dor no ponto de movimento é também registada no espaço apropriado, assim como os sons articulares de estalido e crepitação que ocorrem na abertura ou no fecho.

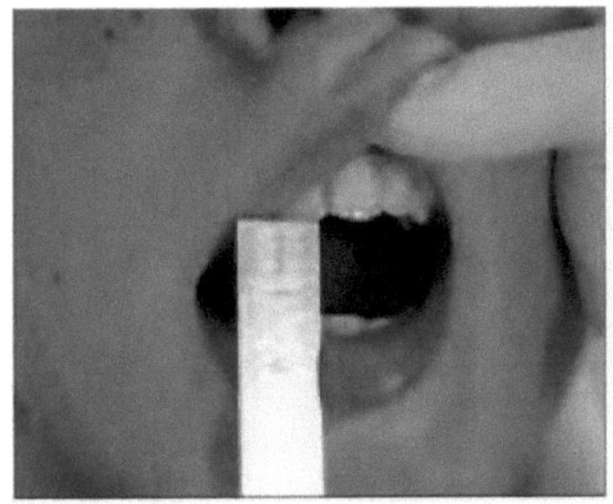

a

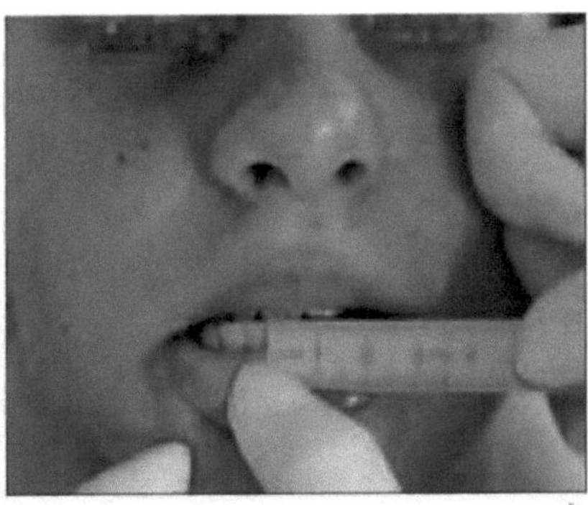

b

Medição da abertura da boca e do desvio da mandíbula

Exame da ATM:

- Ascultação :

Durante anos, os examinadores utilizaram um estetoscópio para ouvir os sons da ATM, mas a experiência clínica e os estudos de avaliação recentes indicaram que a fiabilidade das percepções digitais de um examinador é aceitavelmente elevada. Para efetuar uma palpação digital da ATM para detetar sons articulares, os profissionais colocam os dedos indicador e médio na linha articular à volta das orelhas dos pacientes, à medida que estes abrem e fecham, e colocam as suas mandíbulas em movimentos de excursão, registando todos os estalidos e crispações.

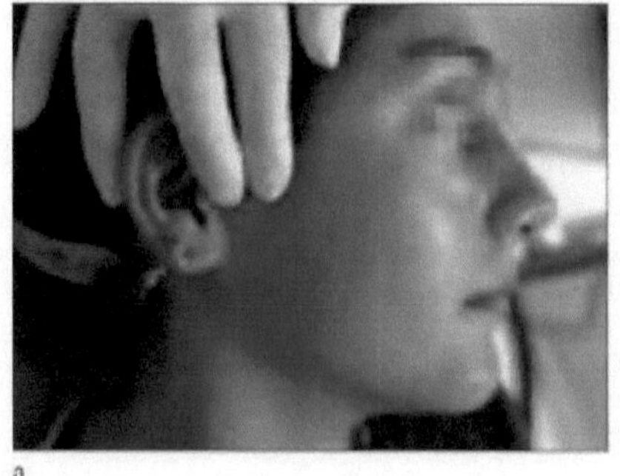

a

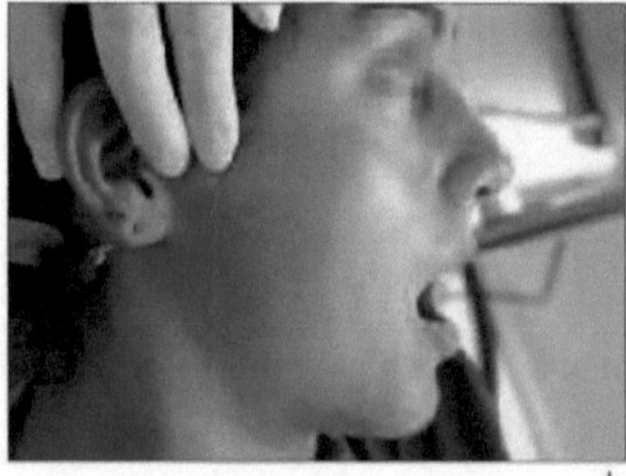

b

Palpação digital da ATM: Vista de perfil

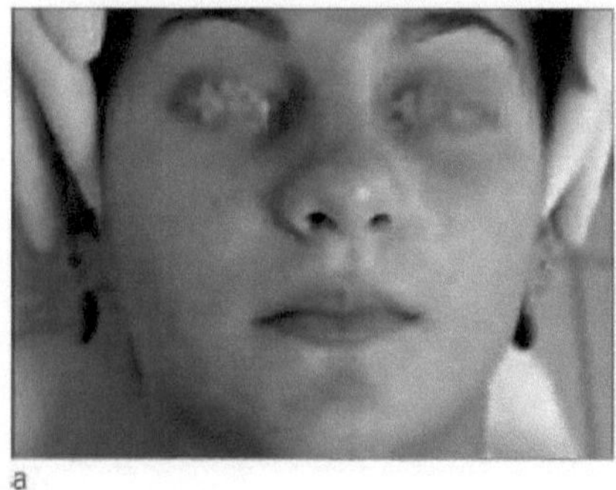

a

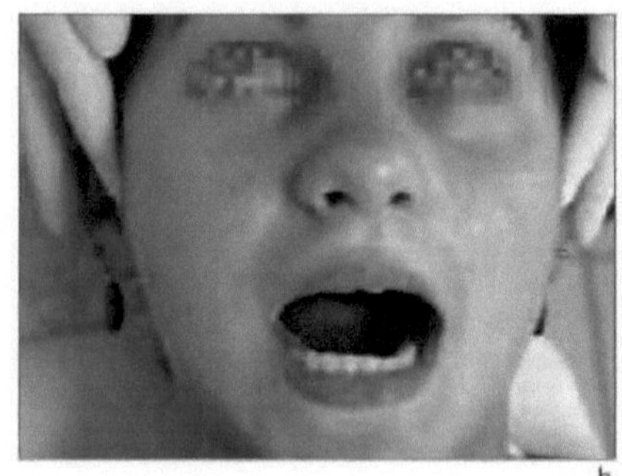

b

Palpação digital da ATM: vista frontal

Palpação dos pólos externo e posterior:

Os examinadores colocam o dedo indicador na interlinha articular e pedem ao paciente para executar movimentos mandibulares. De seguida, movem o dedo para a parte anterior do ouvido externo para palpação retro-condilar. Estas zonas podem estar sensíveis quando existe inflamação na DTM.

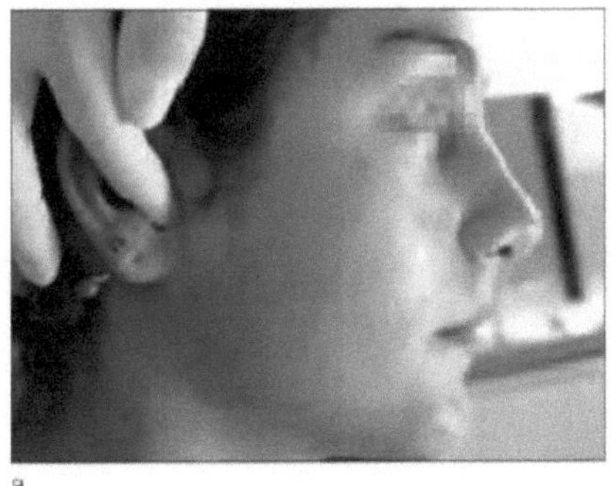

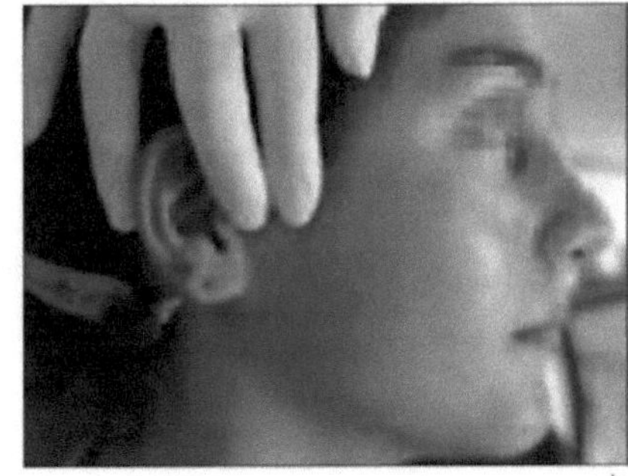

a b

Palpação dos pólos posterior e exterior da ATM

A mandíbula em movimento guiado:

Os examinadores colocam-se atrás dos doentes e pedem-lhes que movam os maxilares para a direita ou para a esquerda, enquanto colocam os dedos debaixo do queixo dos doentes e usam os polegares para resistir a esta excursão com uma ligeira pressão contra os bordos incisais dos incisivos mandibulares.

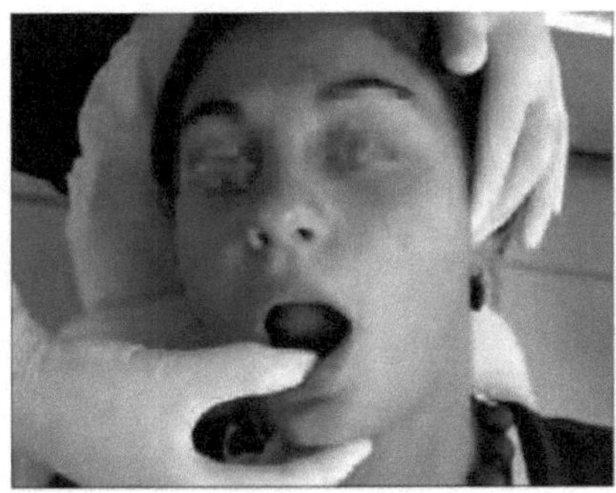

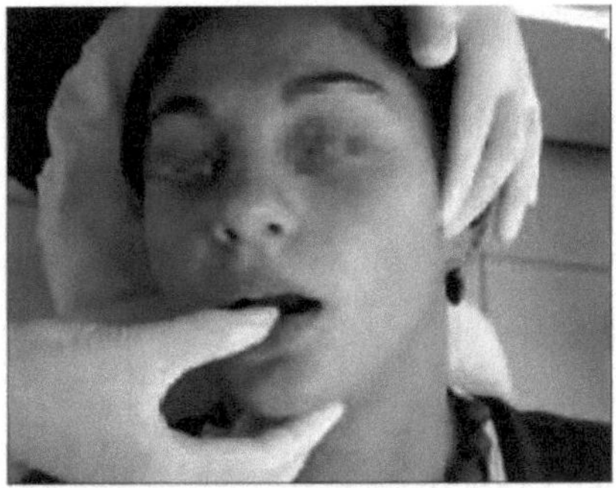

Movimento mandibular guiado

Fazem o mesmo quando os pacientes abrem e fecham, mantendo assim suavemente os côndilos e os discos no lugar. O dedo indicador da outra mão é colocado na interlinha articular para perceber o trajeto que o côndilo está a fazer na superfície articular do osso temporal. Com esta manobra o examinador pode discernir a possível presença de obstáculos no interior da articulação à livre translação dos côndilos que possam causar luxação discal ou de excesso de mobilidade condilar ao passar sobre a eminência articular.

Compressão articular :

Após a realização destes testes, os examinadores exercem uma ligeira pressão para auxiliar o movimento ascendente e distal dos côndilos. Essa manobra de compressão posterior, despercebida por pacientes com ATM saudável, é dolorosa quando a articulação está inflamada. Este teste fornece ao examinador dados para o diagnóstico diferencial entre dores musculares e dores na ATM.

Exame dos músculos por palpação:

O profissional apalpa os músculos do doente deitado quase em decúbito dorsal numa cadeira dentária profundamente rebaixada. Por trás, sempre simetricamente e sempre ao longo do sentido das fibras, de inserção a inserção.

- ***Simetria - Sincronismo:***

Os profissionais observam a simetria, ou a falta dela, dos músculos homólogos direito e esquerdo em termos de forma e volume em repouso. Em seguida, voltam a palpar as assimetrias ou os músculos que não actuam em sincronia, com os dedos pousados sobre as massas musculares durante a abertura e o fecho e a propulsão da mandíbula para a frente. Em seguida, com os dentes em contacto ligeiro, o profissional observa a contração e o relaxamento dos músculos durante o aperto e o relaxamento da máxima intercuspidação.

- ***Sensibilidade dos músculos masseter e temporal:***

Com os dedos ainda deitados, os profissionais exercem uma ligeira pressão para deslizar a pele que cobre os músculos para trás e para a frente numa curta distância. Depois, com

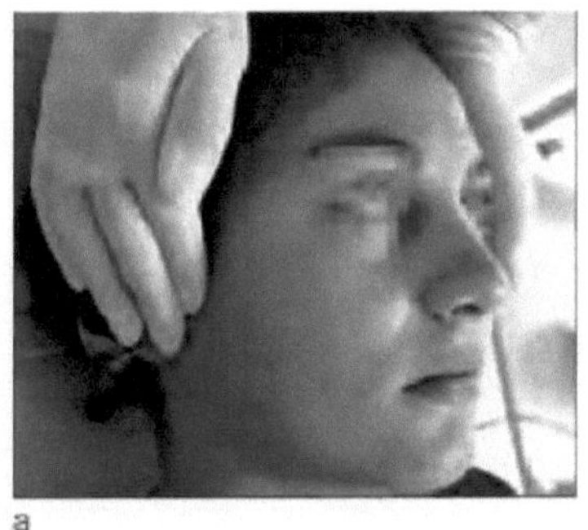

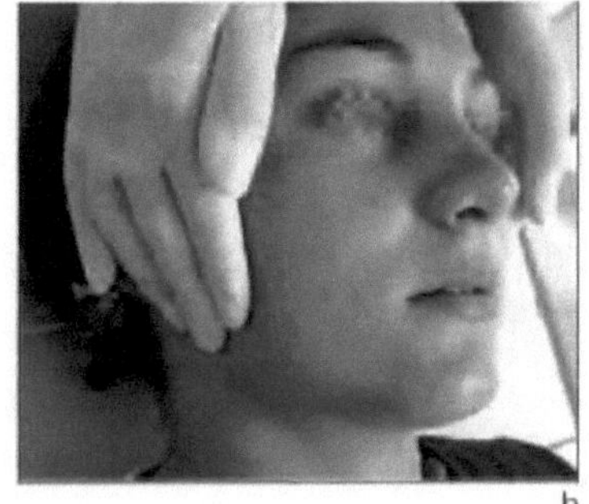

a b

Palpação do músculo masséter

os praticantes de mais pressão enrolam as massas musculares à procura de bandas sob tensão. Se uma for encontrada, os praticantes beliscam-na como se fosse uma corda de guitarra.

Com esta manobra, conseguem discernir a origem das dores de que os doentes se queixam.

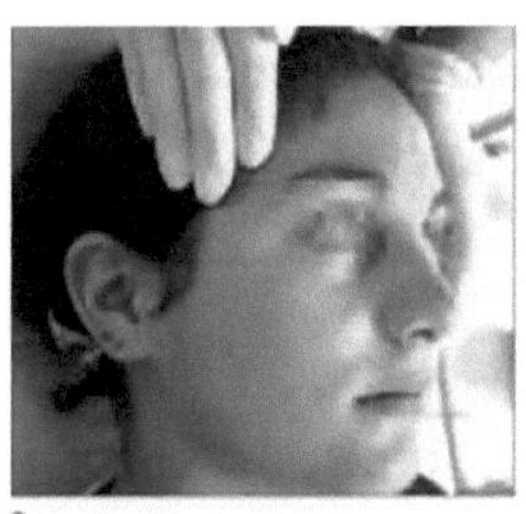

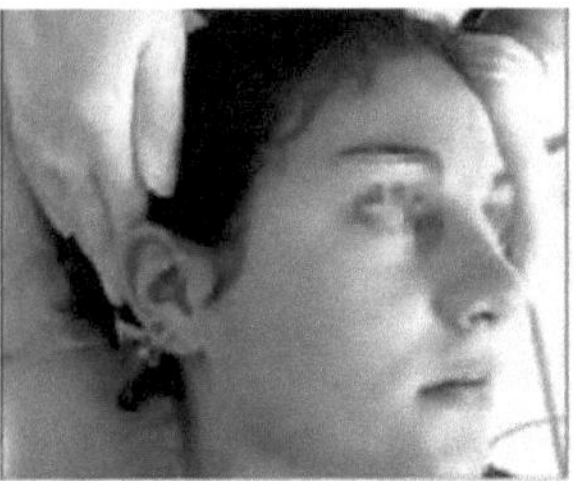

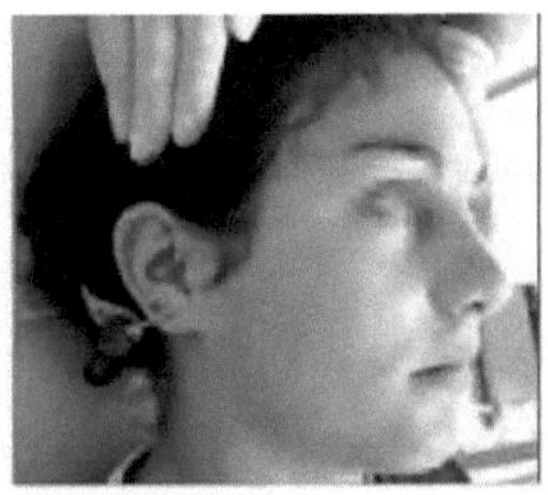

a b c

Palpação do músculo temporal

10. Princípios de tratamento:

Objectivos do tratamento:

A Conferência do Conselho Nacional de Saúde Americano de 1996[56] delineou os principais objectivos do tratamento das DTM com estes princípios:

- aliviar a dor
- melhorar a função
- ajudar os doentes a lidar com o futuro

[57]A resposta que os profissionais dão aos doentes que procuram ajuda para a dor na ATM deve girar em torno de vários eixos, incluindo o estrutural, o funcional e o comportamental, ou biopsicossocial. O tratamento deve ser individualizado para se adequar às necessidades de cada doente no que diz respeito à natureza particular da sua perturbação músculo-esquelética e aos problemas psicossociais e comportamentais com que se confronta. O tratamento é concebido para ajudar os doentes a compreender as suas perturbações e a lidar com determinados factores etiológicos persistentes, principalmente o stress. Por fim, os profissionais dão conselhos comportamentais adicionais, efectuam qualquer terapia dentária necessária e, se necessário, prescrevem medicação adequada.

Modalidades de tratamento:

O sucesso da terapia das DTM depende, essencialmente, da motivação dos doentes e da sua participação ativa no processo de cura. O tratamento raramente ultrapassa os seis meses; os resultados iniciais devem aparecer após os primeiros três meses. Este tratamento consiste geralmente numa tala ortopédica acompanhada de um treino funcional que pode consistir em:

- recomendações ergoterapêuticas;

- medicamentos;
- cinesiterapia;
- terapia bio-mecânica;
- formação para o alívio do stress.

Ergoterapia:

Os médicos fornecem aos doentes informações que os ajudam a minimizar a extensão e o esforço da mastigação e a alterar o seu padrão para evitar quaisquer esforços mandibulares desnecessários, como mastigar pastilhas elásticas, bocejar excessivamente, até mesmo cantar, e a tomar consciência de parafunções pouco saudáveis, como cerrar os dentes, bruxismo, mastigar as bochechas, mastigar objectos como hastes de cachimbo e lápis. Para alguns doentes, a embocadura de certos instrumentos musicais pode contribuir para as DTM.

- **Medicação:**

Os médicos podem prescrever medicamentos quando a dor é intensa. Estes podem ser analgésicos não opiáceos, como a aspirina ou a acetaminofena, opiáceos ligeiros, como o cloridrato de tramadol, anti-inflamatórios, como o ibuprofeno e o diclofenac, ou relaxantes musculares, como o tetrazepam, todos eles a utilizar com pleno conhecimento dos efeitos desejados, bem como dos possíveis efeitos secundários indesejáveis, de modo a obter os melhores resultados possíveis.

- **A cineterapia:**

Consiste num programa de exercícios de relaxamento de alongamento e reforço muscular em movimentos de abertura, fecho e excursão.

- **Terapia bio-mecânica:**

Isto é executado com talas ortopédicas de plástico duro feitas para a mandíbula ou maxila que podem ser de dois tipos:

- Talas de estabilização

Estes podem proporcionar uma cobertura oclusal total ou parcial, consoante as necessidades do caso, e são usados principalmente à noite. São concebidos essencialmente para estabilizar e redistribuir as forças oclusais inter-arcos, proteger as estruturas dentárias da abrasão e descomprimir a ATM, mas também para estimular um reflexo de inibição da contração ao fornecer orientação anterior.

-Talas de reposicionamento:

As talas de retenção da ATM podem ser aparelhos plásticos maxilares ou mandibulares que mantêm a mandíbula numa posição assintomática que a impele ligeiramente para a frente o suficiente para descomprimir a ATM e permitir a sua recuperação. As talas laterais preservam esta posição favorável, particularmente durante o sono.

- **Programa de gestão do stress:**

Proposto para os pacientes que têm dificuldade em lidar com a dor das DTM, o alívio do stress deve, se possível, ser gerido por um psicólogo comportamental com o objetivo de atenuar ou mesmo eliminar essa dor. Algumas técnicas cognitivo-comportamentais foram propostas para gerir os factores subjacentes à dor crónica das DTM, tais como o comportamento malfuncional, e também para descobrir e resolver fenómenos de resistência e de ganho secundário.

11. Como funcionam os aparelhos oclusais:

1. Alterar a condição oclusal no sentido da estabilidade
2. Alterar a posição do côndilo para uma posição mais estável
3. Aumento da dimensão vertical
4. Consciência cognitiva
5. Efeito placebo
6. Aumento da entrada periférica no SNC
7. Regressão à média

12. Ortodontia e tmj:

A relação entre o tratamento ortodôntico e as disfunções temporomandibulares (DTMs) sempre foi de interesse para o ortodontista, mas somente na última década foi realizado um número significativo de estudos clínicos que investigaram essa associação.

Esse clima de litígio resultou em uma maior compreensão da necessidade de gerenciamento de risco, bem como de estudos clínicos metodologicamente sólidos. Os resultados das pesquisas atuais que investigam a relação entre o tratamento ortodôntico e as DTMs podem ser resumidos da seguinte forma:

(1) Os sinais e sintomas de DTM podem ocorrer em pessoas saudáveis;

(2) os sinais e sintomas das DTMs aumentam com a idade, particularmente durante a adolescência, até à menopausa, pelo que as DTMs que têm origem durante o tratamento ortodôntico podem não estar relacionadas com o tratamento;

(3) em geral, o tratamento ortodôntico efectuado durante a adolescência não aumenta nem diminui as probabilidades de desenvolvimento de DTM mais tarde na vida;

(4) a extração de dentes no âmbito de um plano de tratamento ortodôntico não aumenta o risco de DTM;

(5) não existe um risco acrescido de DTM associado a qualquer tipo particular de mecânica ortodôntica;

(6) embora uma oclusão estável seja um objetivo razoável do tratamento ortodôntico, o facto de não se conseguir uma oclusão gnatológica ideal específica não resulta em sinais e sintomas de DTM; e

(7) Até à data, existem poucas evidências de que o tratamento ortodôntico previna as DTM, embora o papel da correção da mordida cruzada posterior unilateral em crianças possa justificar uma investigação mais aprofundada.

Estudos clínicos iniciais:

Numa revisão exaustiva da literatura sobre este tema publicada entre 1966 e 1988, 91 publicações foram divididas em três categorias:

a) artigos de referência,

b) relatórios de casos, e

c) estudos de amostragem.

Os mais numerosos foram os artigos de ponto de vista (n = 55), publicações que geralmente eram anedóticas, declarando a opinião do autor sobre a relação ortodontia-DTM. Poucos (ou, mais comumente, nenhum) dados foram apresentados para sustentar a opinião do autor. Além disso, observou-se que 23 dos 55 artigos de opinião foram publicados na revista *The Functional Orthodontist,* com artigos que defendem o conceito de que o tratamento ortodôntico pode causar ou curar a DTM. O segundo tipo de artigo mais frequente (n = 30) foi o relato de caso, uma categoria de publicação que descreve a influência de determinadas modalidades de tratamento ortodôntico utilizadas em um ou mais pacientes sobre os sinais e sintomas da disfunção temporomandibular. Os menos numerosos (n = 6) pertenciam à terceira categoria, a dos estudos amostrais, investigações que relatam dados de grandes grupos amostrais. Estes estudos eram de qualidade variável, muitas vezes com os mesmos problemas metodológicos e limitações discutidos anteriormente para estudos de factores oclusais. No entanto, desde 1988, um número substancial de investigações clínicas tem considerado a associação da Ortodontia com as DTMs.

A eficácia da intervenção ortodôntica na redução dos sintomas em pessoas com desordens temporomandibulares e para determinar se existem dados baseados em evidências que provem que a intervenção ortodôntica ativa conduz a DTM, devem ser colocadas as seguintes questões:

1. As interferências oclusais causam DTM?

2. A má oclusão causa DTM?

3. O tratamento ortodôntico causa DTM?

4. O tratamento ortodôntico cura ou previne as DTM?

A má oclusão causa DTM?

Historicamente, o primeiro relato de uma relação entre a oclusão e a função da articulação temporomandibular foi sugerido por Costen[58] , um cirurgião otorrinolaringológico, que levantou a hipótese de que as alterações na condição dentária (por exemplo, perda de dimensão vertical e mordida profunda) conduziam a alterações anatómicas na articulação temporomandibular, criando sintomas auriculares. Afirmou que "a verdadeira origem deste grupo de queixas foi confirmada pela melhoria acentuada que se seguiu à correção da sobremordida, à renovação do suporte dos molares para aliviar a pressão sobre o côndilo e ao estabelecimento de uma articulação adequada do côndilo dentro da fossa". Embora esta hipótese se baseasse na análise de apenas 11 casos, os dentistas começaram a tratar os pacientes diagnosticados com o chamado "Síndroma de Costen" com aparelhos de elevação da mordida. A partir daí, as interferências oclusais passaram a ser consideradas como factores de risco para as DTM. Ramfjord[59] , através de um estudo electromiográfico (EMG) em 34 pacientes, afirmou que "O fator oclusal mais comum no bruxismo é uma discrepância entre a relação cêntrica e a oclusão cêntrica; invariavelmente, essa discrepância é acompanhada por uma contração assíncrona ou tensão sustentada nos músculos temporais e masseteres durante a deglutição".

Por isso, sugeriu o equilíbrio oclusal para proporcionar equilíbrio muscular e eliminar o bruxismo. A cadeia causal de eventos proposta sugeria que a interferência actua como um gatilho para o bruxismo, o que, por sua vez, pode resultar em sobrecarga do músculo mastigatório, sensibilidade, dor e estalidos na ATM[60,61] . Assim, a profissão dentária embarcou num equilíbrio oclusal maciço à procura de uma oclusão ideal[62,63] . No entanto, os estudos EMG com o objetivo de testar esta hipótese através da aplicação de interferências experimentais apresentaram resultados inconsistentes. As revisões sobre esta questão salientaram que a relação entre as interferências oclusais e a função mastigatória ainda está longe de ser claramente compreendida.

Os ortodontistas foram introduzidos no campo das DTM após a teoria de Thompson[64], que acreditava que a má oclusão causava a deslocação posterior e superior do côndilo. Por isso, era necessário trazer o côndilo para baixo e para a frente, libertando a mandíbula presa. Desde então, várias más oclusões têm sido associadas a sinais ou sintomas de DTM. Em 1988, Greene e Laskin[57] publicaram uma lista de 10 mitos neste campo que, surpreendentemente após 20 anos, ainda são objeto de debate entre os ortodontistas:

1. As pessoas com determinados tipos de má oclusão não tratada (por exemplo, Classe II Divisão 2, sobremordida profunda, mordida cruzada) são mais susceptíveis de desenvolver perturbações da MT.

2. As pessoas com orientação incisal excessiva ou com ausência total de orientação incisal (mordida aberta) são mais susceptíveis de desenvolver perturbações da MT.

3. As pessoas com desarmonias maxilo-mandibulares graves têm maior probabilidade de desenvolver perturbações da MT.

4. As radiografias pré-tratamento de ambas as ATMs devem ser efectuadas antes de iniciar o tratamento ortodôntico. A posição de cada côndilo na sua fossa deve ser avaliada, e o tratamento ortodôntico deve ser direcionado para produzir uma boa relação no final. (A "boa" posição foi geralmente definida como sendo uma colocação concêntrica do côndilo na fossa).

5. O tratamento ortodôntico, quando efectuado corretamente, reduz a probabilidade de desenvolver posteriormente perturbações da MT.

6. A finalização de casos ortodônticos de acordo com diretrizes específicas de oclusão funcional (por exemplo, princípios gnatológicos) reduz a probabilidade de

desenvolver posteriormente distúrbios da MT.

7. A utilização de determinados procedimentos e/ou aparelhos ortodônticos tradicionais pode aumentar a probabilidade de desenvolver posteriormente perturbações da MT.

8. Os pacientes adultos que apresentam algum tipo de "desarmonia" oclusal, juntamente com a presença de sintomas de DTM, irão provavelmente necessitar de alguma forma de correção oclusal para ficarem bem e permanecerem bem.

9. A retrusão da mandíbula devido a causas naturais ou após procedimentos de tratamento é um fator importante na etiologia dos distúrbios da MT.

10. Quando a mandíbula é distalizada, o disco articular pode deslizar para fora da frente do côndilo.

Nenhuma destas afirmações é evidente de acordo com a atual opinião científica dominante. A maioria dos estudos efectuados com um desenho de estudo adequado e medidas de resultados relevantes não conseguiu demonstrar que a terapia ortodôntica tem um efeito preventivo ou curativo na ocorrência de DTM. Assim, apesar de várias más oclusões terem sido associadas a sinais ou sintomas de DTM, os estudos publicados não foram efectuados com um desenho rigoroso e são passíveis de crítica:

Existem dados de prevalência que demonstrem que um tipo de má oclusão tem mais probabilidades de estar associado a uma DTM?

- De acordo com um estudo[65] não existe associação entre sobremordida ou sobressaliência e DTM auto-reportada.

- A literatura não sugere que a substituição de dentes posteriores ausentes previna o desenvolvimento de DTMs. No entanto, a falta de dentes posteriores mandibulares pode acelerar o desenvolvimento de doenças articulares degenerativas[66] .

Poucas más oclusões, com exceção dos parâmetros socioeconómicos, foram associadas a sinais de DTM, e estas associações foram na sua maioria fracas.

- De acordo com um estudo[67] apenas a mordida aberta bilateral até 3 mm pareceu ser clinicamente relevante e foi associada a sinais de DTM (odds ratio [OR] = 4,0). Esta má oclusão, no entanto, foi de ocorrência rara, com uma prevalência de 0,3% . Uma amostra de 4310 homens e mulheres, com idades compreendidas entre os 20 e os 81 anos, foi investigada relativamente a sinais de DTM, más oclusões, factores de oclusão funcional e parâmetros sociodemográficos, utilizando uma análise de regressão logística múltipla.

Existem dados de prevalência que demonstrem que um tipo de oclusão (por exemplo, orientação canina) está mais provavelmente associado a DTM?

Pullinger e Seligman[68] analisaram os valores preditivos das variáveis oclusais nas DTMs, comparando pacientes com DTMs com pacientes normais assintomáticos. O poder preditivo dos valores oclusais foi baixo (odds ratio de 2:1). Os pacientes com deslocamento discal foram caracterizados por mordida cruzada unilateral e lâminas CO-CR longas. Os pacientes com osteoartrite estavam relacionados com lâminas CO-CR muito longas. Nenhuma variável foi associada à orientação canina.

A orientação canina (GC) e o estalido articular estão relacionados?

De acordo com um estudo realizado em[69] , concluiu-se que a orientação do canino era pouco frequente tanto em doentes como em não doentes, não tendo sido encontradas provas de que a orientação do canino distal (retrusiva) e mesial (protrusiva) estivesse associada a estalidos ipsilaterais.

As provas de causalidade entre a má oclusão e as DTM devem respeitar vários critérios, tal como sugerido por Hill[64] em 1965:

Em primeiro lugar, as causas (ou seja, as más oclusões) deveriam preceder os efeitos (ou seja, as DTM), enquanto que na literatura encontramos estudos que mostram o contrário [ou seja, a dor muscular provoca alterações na oclusão[70] .

- Assim, a associação deve ser forte e quanto mais grave for a má oclusão, mais grave deverá ser a doença. Pelo contrário, relatórios anteriores sugerem que o risco de DTM pode ser duplicado por apenas alguns factores oclusais graves[71] .

- Além disso, no caso da evidência de causalidade, os resultados da literatura científica devem ser consistentes ao longo do tempo. Isto não se aplica às DTM: ao examinar as publicações de 1995 a 2009, um número crescente de estudos refuta ou reduz a importância do papel dos factores oclusais na etiologia das DTM.

- Finalmente, o papel principal da oclusão também parece improvável quando se tem em conta a maior prevalência de DTM nas mulheres durante os anos de gravidez, enquanto a má oclusão está igualmente distribuída entre géneros e idades. A predominância de mulheres que procuram tratamento com muito mais frequência do que os homens aponta para uma possível ligação entre as hormonas estrogénicas e a disfunção[72,73] . Neste caso, o conceito de plausibilidade biológica não é satisfeito porque a relação causa-efeito não é consistente com o nosso conhecimento dos mecanismos da doença.

Conclui-se que a oclusão está atualmente a perder importância, sendo agora considerada como um co-fator. Outros factores etiológicos, como o trauma, o comportamento parafuncional, as perturbações psicossociais, o género, a genética e os mecanismos mediados centralmente, são considerados mais importantes.

Qual é a prevalência de sinais e sintomas de DTM em populações tratadas ortodonticamente?

Numerosos estudos epidemiológicos examinaram a prevalência de sinais e sintomas associados a DTM numa grande variedade de populações de indivíduos. De um modo geral, a prevalência tem-se revelado significativa, com uma média de 32% a referir pelo menos um sintoma de DTM e uma média de 55% a demonstrar pelo menos um sinal clínico[74] . Estudos epidemiológicos transversais de populações específicas de adultos não doentes indicam que, num dado momento, entre 40% e 75% têm pelo menos um sinal e cerca de 33% referem pelo menos um sintoma de DTM[75,76,77,78,79,80] . De acordo com Montegi et al[81] ., a prevalência pontual de sintomas em crianças e adolescentes é mais baixa, cerca de 12% a 20%. Devido à natureza longitudinal do tratamento ortodôntico (por exemplo, 2 a 3 anos para adolescentes e 5 a 7 anos para pacientes que iniciam um protocolo de tratamento em duas fases no início da dentição mista), é essencial compreender as mudanças nos sinais e sintomas de DTM numa população saudável. Vários investigadores relataram que, em geral, os sinais e sintomas de DTM aumentam em frequência e gravidade, começando na segunda década de vida[82,83,84] . Wfinman e Agerberg[85] observaram que a incidência de sons articulares em adultos jovens no final da adolescência pode atingir 17,5% num período de 2 anos. Portanto, a ocorrência de sons articulares durante o tratamento ortodôntico deve ser considerada dentro do contexto de mudanças longitudinais numa população comparável não tratada, estudada durante o mesmo intervalo.

O tratamento ortodôntico leva a uma maior incidência de DTM?

Duas das primeiras pesquisas patrocinadas pelo National Institutes of Health para considerar a relação entre ortodontia e DTM foram iniciadas há cerca de 15 anos (Tabela I). Esses esforços de pesquisa consideraram a prevalência de DTM e o estado da "oclusão funcional" em grandes grupos de indivíduos que haviam sido submetidos a tratamento ortodôntico há pelo menos 10 anos.

Tabela I. Principais estudos sobre a relação entre tratamento ortodôntico e sinais e sintomas de DTM

Autores	Amostra	Electrodomésticos	Extração vs. não extração	Relação
Sadowsky e Begole	75 Tratados 75 Não tratado	Fixo	Não	Não
Larsson e Rennerman(1981)	23 Tratados	Fixo	Não	Melhoria

Janson e Hasund(1981	60 Tratados 30 Não tratado	Fixo Funcional	Sim	Melhoria
Sadowsky e Polson (1984)	207 Tratados 214 Não tratado	Fixo	Não	Não
Pancherz (1985)	22 Tratados	Funcional	Não	Não
Dibbets e van der Weele (1987)	135 Tratados	72 Fixo 63 Funcional	Sim	Não
Dahl et al. (1988)	51 Tratados 47 Não tratado	Fixo	Não	Não
Olsson e Lindqvist (1995	210 Tratados	Fixo	Não	Melhoria
Smith e Freer (1989)	87 Tratados 28 Não tratado	Fixo	Não	Não
Sadowsky et al. (1991)	160 Tratados	Fixo	Sim	Não
Dibbets e van der Weele (1991)	109 Tratados	Fixo Funcional	Sim	Não
Kundlinger et al. (1991)	29 Tratados	Fixo	Sim	Não
Luecke e	42Pacientes	Fixo	Sim	Não
Johnston (1992)				
Axtun et al. (1992)	63 Tratados	Fixo	Sim	Não
Kremenak et al. (1992)	65 Tratados	Fixo	Sim	Não
Kremenak et al. (1992)	109 Tratados	Fixo	Não	Não
Egermark e Thilander (1992)	402 Mistos	Fixo Funcional	Não	Melhoria
Rendell et al. (1992)	462 Tratados	Fixo	Não	Não
Hirata et al. (1992)	102 Tratados 41 Não tratado	Fixo	Não	Não
Wadhwa et al. (1993)	31 Tratados 71 Não tratado	Fixo	Não	Não
O'Reilly et at. (1993)	60 Tratados 60 Não tratado	Fixo	Sim	Não

James A. McNamara, Jr. Tratamento ortodôntico e desordens temporomandibulares. Oral Surg Oral Med Oral Pathol Oral Radiol Endod 1997;83:107-17

Com base nesta análise, conclui-se que a contribuição da extração de dois a quatro dentes por si só, por exemplo, como parte de um protocolo de tratamento ortodôntico, o tipo de aparelho, foi insignificante na maioria dos pacientes quando outras variáveis foram controladas.

Estudos que mostram a relação entre tratamento ortodôntico e DTM

**Michelotti A., Iodice G. Role of Orthodon tics in temporomandibulardisorders. J. of Oral Rehabilita tion 201 0;37:41 1 -429.*

1	Abrahamsson C *et al* (87)	Angle Orthod	2007	TMD and orthognathic surgery	No scientific evidence
2	Mohlin B *et al* (91)	Angle Orthod	2007	TMD in relation to malocclusion and orthodontic treatment	No correlation between TMD, malocclusion and orthodontics
3	Luther F (8)	Br Dent J	2007	TMD and occlusion	No correlation between TMD and static or dynamic occlusal factors
4	Gesch D (122)	Quintessence Int	2004	Association of malocclusion and functional occlusion with TMD	No morphologic or functional occlusal factor was found as cause of TMD
5	Koh H and Robinson PG (123)	J Oral Rehabil	2004	Occlusal adjustment and TMD	There is no evidence that OA treats or prevents TMD
6	Forssell H and Kalso E (124)	J Orofac Pain	2004	Occlusal treatment for temporomandibular disorders	No evidence supporting the use occlusal adjustment
7	Koh H and Robinson PG (125)	Cochrane Database	2003	Occlusal adjustment and TMD	Absence of evidence that occlusal adjustment treats or prevents TMD
8	Hagag G *et al* (126)	J Med Dent Sci	2000	Occlusion, prosthodontic treatment and temporomandibular disorders	Weak correlation between occlusal interference and TMD. Unstable occlusion in the intercuspal position may cause TMD
9	De Boever JA *et al* (127)	J Oral Rehabil	2000	Occlusal therapy for TMD	Generalized prophylactic occlusal adjustment is not justified.
10	Forssell H *et al* (128)	Pain	1999	Occlusal treatments in temporomandibular disorders	Evidence for the use of occlusal adjustment is lacking
11	McNamara JA Jr and Türp JC (129)	J Orofac Orthop	1997	Orthodontic treatment and temporomandibular disorders	Orthodontic treatment does not increase or decrease the chances of developing TMD; The orthodontic extraction of teeth does not increase the risk of TMD; no convincing evidence that orthodontic treatment care TMD
12	McNamara JA Jr (130)	Oral Surg Oral	1997	Orthodontic treatment and temporomandibular disorders	Not achieving a specific gnathologic ideal occlusion does not result in signs and symptoms of TMD; there is little evidence that orthodontic treatment prevents TMD
13	Clark CT *et al* (131)	Oral Surg Oral	1997	Occlusal therapy for temporomandibular disorders	No comparative studies testing the efficacy of occlusal adjustment in preventing TMD.
14	Dibbets JM and Carlson DS (132)	Semin Orthod	1995	Implications of temporomandibular disorders for facial growth	Little is known about the influence of TM pathology, disc interferences or myofascial disorders on facial growth.
15	McLaughlin RP and Bennett JC (71)	Angle Orthod	1995	Extraction and TMD	No higher incidence of TMDs in patients treated with the extraction of premolars
16	McNamara JA Jr *et al* (70)	J Orofac Pain	1995	Occlusion, orthodontic treatment and temporomandibular disorders	The relationship of TMD to occlusion and orthodontic treatment is minor

17	Bales JM and Epstein JB (133)	J Can Dent Assoc	1994	Malocclusion and orthodontics in temporomandibular disorders	Little evidence to support occlusal factors in TMD. Anterior open bite may represent predisposing factors. Orthodontic therapy may not affect the risk of developing TMD and has little role in treatment
18	Türp JC *et al* (134)	J Oral Rehabil	2008	Dental occlusion	Naturally occurring features such as centric, balancing, working or protrusive occlusal interferences, various occlusal guidance patterns, missing teeth and oral/dental parafunctions are not meaningfully associated with TMD signs and symptoms
19	Kirveskari P (135)	Oral Surg Oral	1997	Occlusal adjustment in the management of temporomandibular disorders	Controlled clinical trials suggest an effect for occlusal adjustment on chronic headaches and on chronic neck and shoulder pain in comparison with conventional treatments
20	Greene CS (136)	Semin Orthod	1995	Aetiology of temporomandibular disorders.	There are no special occlusal or orthodontic factors to be considered, and therefore occlusion-changing procedures are not generally required for successful treatment
21	Haber J (137)	Curr Opin Dent	1991	Dental treatment of temporomandibular disorders	Current information supports the use of reversible treatments for these disorders
22	Baker RW Sr *et al* (138)	N Y State Dent J.	1991	Occlusion as it relates to TMJ	There is no research that shows that restorative dentistry or orthodontics are aetiological factors in TMJ dysfunction
23	Kim MR *et al* (89)	Am J Orthod Dentofacial Orthop	2002	Orthodontics and temporomandibular disorder: a meta-analysis	Because of heterogeneity, a definitive conclusion cannot be drawn. This comprehensive meta-analysis does not indicate that traditional orthodontic treatment increased the prevalence of TMD
24	Tsukiyama Y *et al* (139)	J Prosthet Dent	2001	Occlusal adjustment as a treatment for temporomandibular disorders	The experimental evidence reviewed was neither convincing nor powerful enough to suppon the performance of occlusal therapy as a general method for treating a non-acute temporomandibular disorder, bruxism or headache

As oclusões dos pacientes ortodônticos devem ser tratadas segundo padrões gnatológicos específicos?

Vários artigos de opinião, incluindo os de Roth et al.[86,87,88,89] e Williamson,[90] , têm defendido que as DTMs podem resultar de uma falha no tratamento ortodôntico de pacientes de acordo com os padrões gnatológicos, que incluem o estabelecimento de uma "oclusão mutuamente protegida"[91,92,93,94] e o assentamento adequado do côndilo mandibular dentro da fossa glenoide (em contraste com a posição mais anterior do côndilo defendida pelos chamados "ortodontistas funcionais"). Os gnatologistas afirmam que os contactos oclusais não funcionais, quando introduzidos através do tratamento ortodôntico, podem levar a sinais e sintomas de DTM. Não foram observadas diferenças na quantidade ou direção do deslizamento cêntrico entre os grupos ortodôntico e controle, e os autores concluíram que, em geral, o tratamento ortodôntico não resulta em aumento da discrepância cêntrica. Provavelmente, é prudente estabelecer metas de tratamento morfológico que imitem o que é observado em oclusões não tratadas que foram julgadas normais ou ideais, como as "seis chaves da oclusão ideal" defendidas por Andrews, e tratar um paciente de forma que haja um deslizamento mínimo (<2mm) entre a posição retruída da cúspide e a posição intercuspídea. O estabelecimento de uma oclusão que satisfaça os ideais gnatológicos, no entanto, é provavelmente desnecessário, particularmente em pacientes adolescentes, e por vezes a obtenção de um ideal gnatológico pode ser impossível em alguns pacientes adultos.

Objectivos da gnatologia clínica e ortodôntica moderna:

Os objectivos da gnatologia clínica e ortodôntica moderna são:

(1) para estabelecer a coincidência da máxima intercuspidação (ou oclusão cêntrica) com a relação cêntrica (RC) numa posição condilar sentada ântero-superior,

(2) para obter uma oclusão canina (mutuamente) protegida (CPO) e orientação anterior, e

(3) montar moldes de diagnóstico pré-tratamento num articulador totalmente ajustável (sendo que alguns recomendam também traçados pantográficos e muitos recomendam a desprogramação antes de efetuar registos de mordida cêntrica)[95-99] .

Os gnatologistas acreditam que a incapacidade de atingir pelo menos um destes objectivos predispõe os pacientes a sinais e sintomas de desordens temporomandibulares.

Mitos da gnatologia ortodôntica:[100]

Os 10 mitos da gnatologia ortodôntica são:

(1) a oclusão e a posição do côndilo são as principais causas de DTM,

(2) a ortodontia causa DTM,

(3) a visão moderna do tratamento das DTM baseia-se em princípios gnatológicos,

(4) a gnatologia ortodôntica reconhece e avalia a parafunção e a cinemática do ciclo mastigatório dos pacientes,

(5) uma restauração "elevada" provoca DTM,

(6) Os indivíduos assintomáticos com DTM e com desarranjo interno (ID) necessitam de tratamento,

(7) A RC é a chave para o diagnóstico e tratamento das DTM,

(8) O CPO é o tipo de oclusão funcional preferido para o qual se deve direcionar o tratamento ortodôntico do paciente,

(9) os articuladores desempenham um papel fundamental nos diagnósticos ortodônticos e

(10) muitos estudos científicos válidos apoiam a gnatologia ortodôntica.

Está na altura de reconsiderar a validade das ideias antigas da gnatologia ortodôntica, que se baseiam na retórica, na fé cega, na arte, no emocionalismo e na gestão da prática, em vez de se basearem na ciência e nas provas. Os gnatologistas ortodônticos não provaram nenhum benefício para a saúde que justifique os muitos exercícios superficiais da filosofia. O foco da gnatologia ortodôntica (e da visão clínica gnatológica) foi a relação da oclusão, depois a posição do côndilo e agora a posição do disco da ATM, disfunção e doença no sistema estomatognático (particularmente em relação à DTM). O ponto de vista de que a oclusão e a posição do côndilo são as causas primárias das DTMs, e que os diagnósticos e tratamentos devem ser baseados nessas noções, foi desacreditado. Há pouca ou nenhuma evidência de que o tratamento de indivíduos com ATM previna ou atenue futuras DTMs. Se quisermos abraçar o conceito de tratamento "baseado em evidências", a especialidade terá, eventualmente, que avaliar cuidadosamente a qualidade das evidências e sua mensagem dentro do contexto de uma prática ortodôntica contemporânea. As ideias datadas e a arte da gnatologia ortodôntica podem, na verdade, ser uma perda de tempo para o paciente ortodôntico médio. Cabe a nós decidir. No final, a aplicação quotidiana de qualquer "filosofia" deve, em última análise, estar à altura da literatura pertinente à Ortodontia. Em Ortodontia, tudo "funciona" bem o suficiente para sustentar uma prática. Assim, o facto de algo ser utilizado com "sucesso" não significa que seja correto. A gnatologia pode fazer com que o ortodontista se sinta melhor; no entanto, há poucas evidências de que os mesmos benefícios sejam obtidos pelo paciente.

O tratamento ortodôntico previne as DTM?

A questão de saber se o tratamento ortodôntico previne a DTM é a mais difícil de ser investigada, dada a prevalência de sinais e sintomas de DTM em pessoas saudáveis e os muitos tipos de filosofias, objetivos e técnicas de tratamento ortodôntico existentes atualmente. A questão de saber se o tratamento ortodôntico pode prevenir as DTMs é ainda mais complicada por causa de muitos dos artigos sem fundamento que afirmam a capacidade preventiva do tratamento sem extração, aparelhos funcionais e alguns dos protocolos de tratamento ortodôntico mais não tradicionais (por exemplo, extração do segundo molar e substituição do terceiro molar) que têm sido defendidos vigorosamente. A maioria dos estudos que compararam populações tratadas e não tratadas não encontrou diferenças entre os grupos na ocorrência de sinais e sintomas de DTM. Uma das poucas investigações que encontrou melhorias na saúde das DTM num grupo tratado foi a amostra estudada por Magnusson et al.[101] e Egermark e Thilander[102] . Estes investigadores reavaliaram aos 5 e 10 anos, respetivamente, um grupo de 402 crianças e adolescentes que tinham sido originalmente avaliados transversalmente por Egermark-Eriksson I[103] A amostra foi originalmente dividida em três grupos de acordo com a idade (7, 11 e 15 anos). A consciência do bruxismo e os sintomas subjectivos de DTM aumentaram em todos os grupos etários, sendo os sintomas ligeiramente mais pronunciados nas pessoas não tratadas. Os investigadores também notaram que o estalido registado no primeiro exame por vezes desaparecia nos exames subsequentes e que o estalido por vezes aparecia em intervalos subsequentes, independentemente de o sujeito ter sido submetido a tratamento ortodôntico. Tal como em muitos estudos anteriores, o índice Helkimo[48] foi utilizado para medir os sinais clínicos de DTM no grupo etário mais velho (25 anos). O resultado do índice de disfunção clínica foi menor nos indivíduos que realizaram tratamento ortodôntico do que naqueles que não realizaram esse tratamento.

Como deve ser gerido o tratamento ortodôntico se o paciente apresentar sinais e sintomas de DTM antes ou durante o tratamento?

Antes de iniciar o tratamento ortodôntico, é aconselhável efetuar sempre um exame de rastreio para detetar a presença de DTM. Por razões médico-legais, quaisquer achados, incluindo sons da ATM, desvio durante os movimentos mandibulares ou dor, devem ser registados e actualizados a intervalos de 6 meses, e o consentimento informado deve ser assinado pelo paciente[95,96] .

Desenvolver o plano de tratamento ortodôntico/TMD:

Todos os potenciais pacientes ortodônticos devem ser avaliados quanto à sua necessidade ortodôntica e à sua necessidade funcional para determinar a sequência do tratamento.

- *Apenas tratamento ortodôntico:*

- A melhor terapia para cumprir os objectivos ortodônticos

- *Apenas TMD*

- Não assumir a terapia ortodôntica como parte do tratamento se a principal preocupação do paciente for qualquer sintoma de DTM, como a dor, e se tiver sido avaliado que não é devido a qualquer causa ortodôntica.

Considerações sobre a utilização do aparelho:

-Cessação do uso do aparelho sem recidiva dos sintomas = NÃO é necessária terapia ortodôntica

- A interrupção do uso do aparelho com retorno dos sintomas = terapia ortodôntica pode aliviar os factores etiológicos, mas a etiologia deve ser conhecida.

- *Combinação ortodôntica/TMD*

- Quando a instabilidade ortopédica está a contribuir para os sintomas de DTM, verificada pelo aparelho oclusal, primeiro os sintomas de DTM devem ser aliviados e depois deve ser dado tratamento ortodôntico.

Gestão dos sintomas de DTM durante a terapia ortodôntica:

A resposta depende da gravidade dos sintomas:

Predominantemente dores musculares :

- Informar o doente sobre os factores etiológicos, ou seja, bruxismo/estresse
- Instrução de redução do stress e procedimentos de relaxamento muscular
- Consciência cognitiva
- Resolver interferências dentárias
- "Conceito "lábios juntos dentes separados

Quando a dor é um problema :

- Dosagem regulada de AINEs no relógio
- *Ex.* Ibuprofeno 600mg, 3x/dia (c/ refeições)
- Calor húmido durante 15-20 minutos várias vezes por dia

Quando a dor é intensa, não reage:

- Terminar a terapia ortodôntica ativa
- Aparelho interoclusal ou plano de mordida anterior

- Se estiver relacionado com problemas intracapsulares, assegurar que o tratamento é efectuado no sentido de estabelecer uma harmonia com uma posição estável da articulação
- Os casos graves podem exigir fisioterapia

Não há tratamento ortodôntico se:

- Dor ou historial de dor (o historial depende da frequência da dor)
- Deslocação ou fecho de abrir/fechar
- Movimento limitado
- *Se, durante a terapia ortodôntica, a DTM for estabelecida e os sintomas graves persistirem, devem ser tomadas as seguintes medidas:*
- Dar ao doente uma tala oclusal
- Ver o doente de poucos em poucos dias inicialmente para equilibrar a tala, até a tala estar correta, e depois ver o doente de poucas em poucas semanas
- O doente usa a tala durante 2 meses, no mínimo, e 3 meses, idealmente
- Se os sintomas persistirem, consultar um especialista

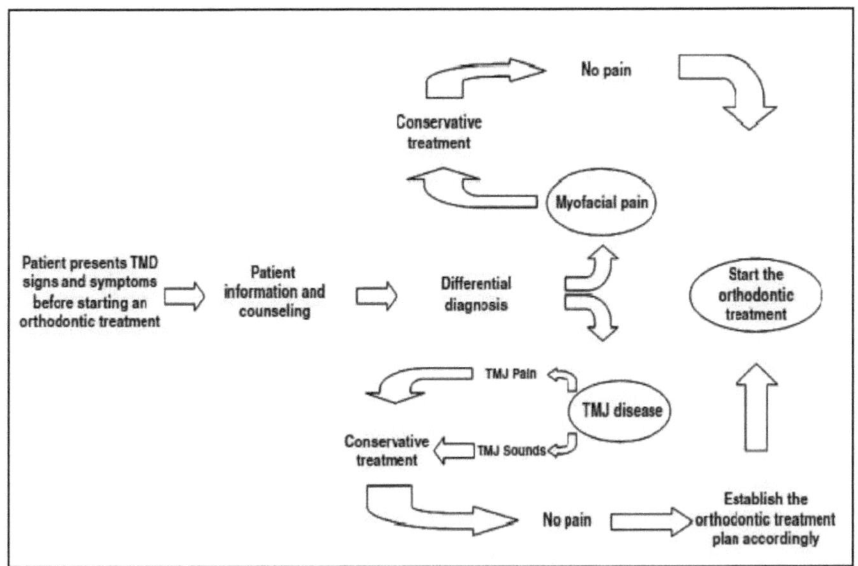

*Michelotti A.,Iodice G.Role of Orthodontics intemporomandibulardisorders. J.of Oral Rehabilitation 2010;37:411-429.

Sinais de DTM antes do tratamento ortodôntico

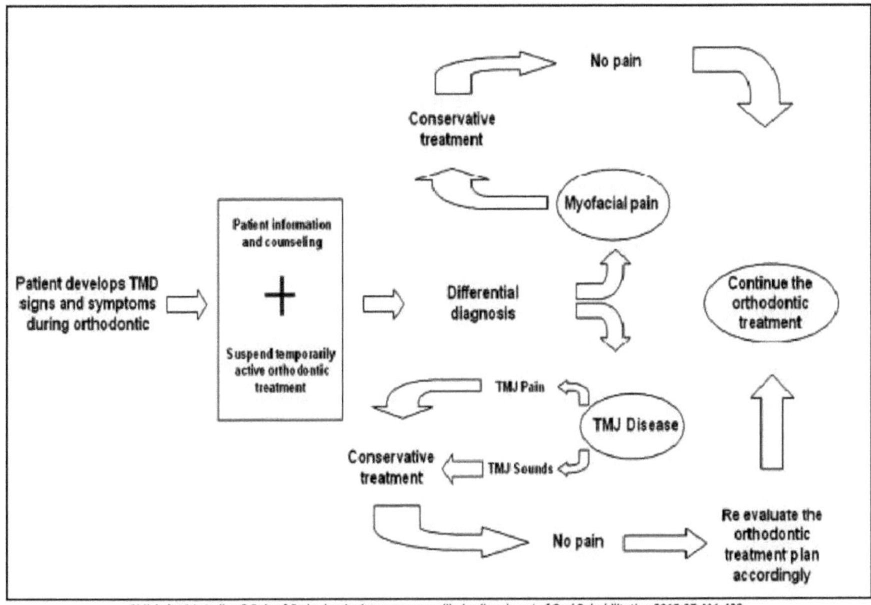

*Michelotti A.,Iodice G.Role of Orthodontics intemporomandibulardisorders. J.of Oral Rehabilitation 2010;37:411-429.

Sinais de DTM durante o tratamento ortodôntico

13. Conclusão:[104]

As principais conclusões são as seguintes:

1. DTM é um termo coletivo que engloba uma série de problemas clínicos que envolvem os músculos mastigatórios e as ATMs.

2. A patogénese das DTM não está relacionada com os dentes, mas faz parte de uma família mais vasta de perturbações da dor orofacial, o que explica a necessidade de considerar factores neurológicos, endócrinos e psicossociais durante o processo de diagnóstico. A oclusão, a posição dos côndilos e a falta de orientação dos caninos não são as principais causas de DTM.

3. O tratamento das DTM já não é dentário, mas baseia-se numa abordagem biopsicossocial. As opções de tratamento são: educação do doente, terapia cognitivo-comportamental, bio feedback, fisioterapia, acupunctura, estimulação nervosa transcutânea (TENS), laser de baixa intensidade, terapia com talas, terapia medicamentosa, intervenção cirúrgica.

4. Os sinais e sintomas de DTM são frequentemente resolvidos por terapias conservadoras e reversíveis.

5. Não existem provas científicas de que o tratamento ortodôntico previna ou atenue o desenvolvimento de futuras DTM, ou que cure um distúrbio existente.

6. O tratamento ortodôntico efectuado durante a adolescência não aumenta nem diminui o risco de desenvolver DTM mais tarde na vida.

14. Recomendações:[104]

1. Um ortodontista atento deve sempre identificar e documentar os achados da ATM e das estruturas relacionadas. Os sinais e sintomas de DTM podem ocorrer antes, durante e após o tratamento ortodôntico, mesmo que esses achados não levem necessariamente ao tratamento.

2. Informar o doente sobre a sua situação temporomandibular e discutir o prognóstico. Pedir um consentimento informado assinado.

3. Informar o paciente de que a sua oclusão irá sofrer alterações e que é essencial evitar o auto-controlo parafuncional e constante da mordida, de modo a prevenir o possível desenvolvimento de disestesia oclusal.

4. Se o paciente apresentar sintomas de DTM ANTES do tratamento:

a. Sintomas insignificantes, como estalidos indolores ou limitação de movimentos devido a períodos prolongados de mastigação de pastilhas elásticas ou desvios no padrão de abertura e fecho, não devem atrasar o início do tratamento ortodôntico.

b. Se a dor e a disfunção grave estiverem presentes, o paciente deve ser encaminhado para um especialista em DTM antes de iniciar a terapia ortodôntica.

5. Se o doente desenvolver sintomas DURANTE o tratamento :

a. Interromper temporariamente o tratamento ortodôntico ativo.

b. Efetuar um controlo básico da dor e uma terapia de apoio para reduzir os sintomas, após o que o tratamento ortodôntico pode continuar.

c. Se os sintomas persistirem, o plano de tratamento deve ser reconsiderado porque o doente pode tornar-se hipervigilante e com fraca capacidade de adaptação. Deve ser considerado um plano de tratamento alternativo.

6. Se o doente desenvolver sintomas APÓS o tratamento :

a. Se o paciente foi informado antes do tratamento sobre um possível desenvolvimento de DTM, não deve haver problema em explicar que a DTM provavelmente não foi resultado da ortodontia.

b. Como os sinais e sintomas de DTM tendem a ser observados entre os 20 e os 30 anos de idade, existe a possibilidade de um doente ortodôntico desenvolver sintomas após o tratamento com base apenas na sua idade.

15. Referências:

1 . Dorland WA: Medical Dictionary. Filadélfia e Londres, Saunders Co., 1957.

2 . Williams PL: Gray's anatomy, em Skeletal System (ed 38). Churchill Livingstone, Londres, 1999, pp 578-582.

3 . Yale SH: Avaliação radiográfica da articulação temporomandibular. J Am Dent Assoc 79(1):102-107, 1969.

4 . Patnaik VVG, Bala S,Singla Rajan K: Anatomia da articulação temporomandibular. Uma revisão. J Anat Soc India 49(2):191-197, 2000.

5 . Harms SE, Wilk RM: Magnetic resonance imaging of the temporomandibular joint. Radiographics 7(3):521-542, 1987.

6 . Tallents RH, Katzberg RW, Murphy W, et al: Magnetic resonance imaging findings in asymptomatic volunteers and symptomatic patients with temporomandibular disorders. J Prosthet Dent 75(5):529-533, 1996.

7 . Helms CA, Kaplan P: Diagnóstico por imagem da articulação temporomandibular: recomendações para a utilização das várias técnicas. AJR Am J Roentgenol 154(2):319-322, 1990.

8 . Helms CA, Kaban LB, McNeill C, et al: Articulação temporomandibular: morfologia e caraterísticas de intensidade de sinal do disco em imagens de RM. Radiologia 172(3):817-820, 1989.

9 . Kreutziger KL, Mahan PE: Doença articular degenerativa temporomandibular. Parte II. Procedimento de diagnóstico e gestão abrangente. Oral Surg Oral Med Oral Pathol 40(3):297-319, 1975.

10 Toller PA: Rearranjo capsular temporomandibular. Br J Oral Surg 11(3):207-212, 1974.

11 . McMinn, RMH: Last's anatomy regional and applied, em Head and Neckand

Spine. Churchill Livingstone, Edimburgo, Londres, 1994, p. 523.

12 Wyke B: A neurologia das articulações. An Roy College Surg Engl 41 : 25-50, 1967.

13 Gelb H: Clinical Management of Head, Neck and TMJ Pain and Dysfunction (Gestão Clínica da Dor e Disfunção da Cabeça, Pescoço e ATM). WB Saunders and Co. Philadelphia. 1977.

14 . Sarnat B: A articulação temporomandibular. Charles C Thomas. Springfield, 1964.

15 Grieder A, Cinotti W: Prótese Periodontal. CV Mosby. St. Louis. 1968.

16 Standring S, Ellis H, Healy JC, Johnson D, Williams A. Gray's Anatomy, 39th Edition, Edinburgh, Churchill Livingstone, 2005, 526 - 530.

17 Gelb H: Clinical Management of Head, Neck and TMJ Pain and Dysfunction (Gestão Clínica da Dor e Disfunção da Cabeça, Pescoço e ATM). WB Saunders and Co. Philadelphia. 1977.

18 Schwartz L: Disorders of the Temporomandibular Joint (Distúrbios da articulação temporomandibular). WB Saunders and Co, Philadelphia, 1959.

19 Moyers RE: Análise electromiográfica de certos músculos envolvidos no movimento temporomandibular. Am J Ortho 36: 456- 478, 1960.

20 DuBrul EL. Sicher's Oral Anatomy, 7th Edition, Saint Louis, C.V. Mosby Company, 1980, 174 - 209.

21 Bertilsson O, Strom D. Um levantamento bibliográfico de cem anos de investigação anatómica e funcional do músculo pterigoide lateral. *J Orofac Pain*, 1995, 9: 17 - 23.

22 Barker BCW, Davies PL. A anatomia aplicada do espaço pterigo-mandibular. *Br J Surg*, 1972, 10:43 - 55.

23 National Institutes of Health. Management of Temporomandibular

Disorders<http://consensus.nih. gov/ta/018/018_statement.htm>. National Declaração da Conferência de Avaliação Tecnológica dos Institutos de Saúde, 1996.

24 Thompson JR. A posição de repouso da mandíbula e o seu significado para a ciência dentária. J Am Dent Assoc 1946;33:151-80.

25 Thompson JR. Função: a fase negligenciada da ortodontia. Angle Orthod 1956;26:129-43.

26 Thompson JR. Função anormal do sistema estomatognático e suas implicações ortodônticas Am J Orthod 1962;48:758-65.

27 Graber TM. Anomalias craniofaciais nas deformidades do lábio leporino e do palato. Surg Gynecol Obstet 1949;88:359-69.

28 Graber TM. Desordens temporomandibulares: concordância e conflito. In: Carlson DS, editor. Teoria do crescimento craniofacial e tratamento ortodôntico. Monografia 23, Série Crescimento Craniofacial, Centro de Crescimento e Desenvolvimento Humano. Ann Arbor: Universidade de Michigan, 1990:117-51.

29 Ricketts RM. Várias condições da articulação temporomandibular reveladas pela laminografia cefalométrica. Angle Orthod 1952;22:98-115.

30 Ricketts RM. Laminografia no diagnóstico de desordens da articulação temporomandibular. J Am Dent Assoc 1953;46:620- 48.

31 Ricketts RM. Estado atual da laminografia em relação à medicina dentária. J Am Dent Assoc 1962;65:56-64.

32 Ricketts RM. Oclusão: o meio da medicina dentária. J Prosth Dent 1969;21:39-60.

33 Dworkin SF, LeResche L. Critérios de diagnóstico de investigação para perturbações temporomandibulares: revisão, critérios, exames e especificações, crítica. J Craniomandib Disord.1992;6(4):301-55.

34 Koidis PT, Zarifi A, Grigoriadou E, Garefis P. Efeito da idade e do sexo nas desordens craniomandibulares. J Prosthet Dent 1993; 69:93-101.

35 Wanman A. Curso longitudinal dos sintomas de perturbações craniomandibulares em homens e mulheres. Um estudo de acompanhamento de 10 anos de uma amostra epidemiológica. Ata Odontol Scand 1996;54:337-42.

36 Ohrbach R, Sherman J. Distúrbios temporomandibulares. In: Dworkin RH, Breitbart WS (eds). Psycho-social Apects of Pain: A Handbook for Helth Care Providers. 1ª edição. Seattle: IASP Press, 2004:405-25.

37 Detamore, M. S., e K. A. Athanasiou. Estrutura e função do disco da articulação temporomandibular: implicações para a engenharia de tecidos. J. Oral Maxillofac. Surg.61(4):494-506, 2003.

38 Van Loon, J. P., L. G. M. de Bont, B. Stegenga, F. K. L. Spijkervet, e G. J. Verkerke. Prótese da articulação temporomandibular de Groningen: desenvolvimento e primeira aplicação clínica. Int. J. Oral Maxillofac. Surg. 31(1):44-52, 2002.

39 Warren, M. P., e J. L. Fried. Desordens temporomandibulares e hormonas nas mulheres. Cells Tissues Organs 169:187, 2001.

40 Campbell, J. H., M. S. Courey, P. Bourne, et al. Análise do recetor de estrogénio do disco temporomandibular humano.J. Oral Maxillofac. Surg. 51:1101, 1993.

41 Detamore, M. S., e K. A. Athanasiou. Estrutura e função do disco da articulação temporomandibular: implicações para a engenharia de tecidos. J. Oral Maxillofac. Surg. 61(4):494-506, 2003.

42 Dingworth, D. J., L. M. Wolford, R. M. Talwar, et al. Comparação de dois sistemas de prótese de articulação total utilizados para a reconstrução da ATM. J. Oral Maxillofac. Surg.56(Suppl. 4):59, 1998.

43 Gray, R. J. M., S. J. Davies, e A. A. Quayle. Desordens temporomandibulares: A Clinical Approach. Londres: British Dental Association, 1995.

44 Solberg, W. K., M. W. Woo, e J. B. Houston. Prevalência de disfunção mandibular em adultos jovens. J. Am. Dent. Assoc. 98:25-34, 1979.

45 Abubaker, A. O., P. C. Hebda, e J. N. Gunsolley. Efeitos das hormonas sexuais no conteúdo proteico e de colagénio do disco da articulação temporomandibular do rato. J. Oral Maxillofac. Surg. 54:721-727, 1996.

46 Detamore, M. S., K. A. Athanasiou, e J. Mao. Um apelo à ação para bioengenheiros e profissionais de medicina dentária: diretivas para o futuro da bioengenharia da ATM. Ann. Biomed. Eng. 35(8):1301-1311, 2007.

47 Merskey H, Bogduk N, eds. Classificação da dor crónica. In: IASP Task Force onTaxonomy. 2ª ed. Seattle, Wash: IASP Press 1994:209-14.

48 Mense S. Nocicepção do músculo esquelético em relação à dor muscular clínica. Pain 1993;54:241-89.

49 Lund JP, Donga R, Widmer CG, Stohler CS. The pain-adaptation model: a discussion of the relationship between chronic musculoskeletal pain and motor activity. Can J Physiol Pharmacol 1991;69:683-94.

50 Lund JP, Widmer CG. Avaliação da utilização da eletromiografia de superfície no diagnóstico, documentação e tratamento de pacientes dentários. J Craniomandib Disord Fac Oral Pain 1989;3:125-37.

51 Hubbard DR, Berkoff GM. Os pontos de gatilho miofasciais mostram atividade EMG espontânea da agulha. Spine 1993;18:1803-7.

52 Perry F, Heller PH, Kamiya J, Levine JD. Alteração da função autonómica em doentes com artrite ou com dor miofascial crónica. Pain 1989;39:77-84.

53 Perry F, Heller PH, Kamiya J, Levine JD. Alteração da função autonómica em doentes com artrite ou com dor miofascial crónica. Pain 1989;39:77-84.

54 Dworkin SF, LeResche L. Critérios de diagnóstico de pesquisa para distúrbios temporomandibulares.<http://rdc-tmdinternational.org>.

55 Dworkin SF, LeResche L. Critérios de diagnóstico de investigação para perturbações temporomandibulares: revisão, critérios, exames e especificações, crítica. J Craniomandib Disord.1992;6(4):301-55.

56 National Institutes of Health. Management of Temporomandibular Disorders<http://consensus.nih. gov/ta/018/018_statement.htm>. Declaração da Conferência de Avaliação Tecnológica dos Institutos Nacionais de Saúde, 1996.

57 Goulet JP, Lavigne GJ. Mieux comprendre et traiter les proble'mes temporomandibulaires. Le Me[z] decin du Que[z] bec 2004;39(7):37-45.

58 Costen JB. Uma síndrome de sintomas do ouvido e dos seios nasais dependente da função perturbada da articulação temporomandibular. Ann Otol Rhinol Laryngol. 1934;43:1-15.

59 Ramfjord SP. Bruxismo, um estudo clínico e electromiográfico. J Am Dent Assoc. 1961;62:21-44.

60 Ash MM, Ramfjord SP. Oclusão. 4th edn. Philadelphia: Saunders; 1995.

61 Dawson PE. Avaliação, diagnóstico e tratamento de problemas oclusais. 2a ed. Louis: Mosby; 1998:434-456.

62 Kirveskari P, Alanen P, Ja "msa" T. Association between Craniomandibular disorders and occlusal interferences in children. J Prosthet Dent. 1992;67:692-696.

63 Kirveskari P, Ja "msa" T. Health risk from occlusal interferences in females. Eur J Orthod. 2009;31:490-495.

64 Pullinger AG, Seligman DA, Gornbein JA. Uma análise de regressão logística múltipla do risco e das probabilidades relativas de desordens temporomandibulares em função de caraterísticas oclusais comuns. J Dent Res. 1993;72:968-979.

65 John et al.Overjet e overbite não estão relacionados com o auto-relato de sintomas temporomandibulares.J Dent Res.2002 Mar;81(3):164-169.

66 Tallents et al.Prevelance of missing posterior teeth and intra-articular

temporomandibular disorders. J Prosthet Dent. 2002 Jan; 87(1):45-50.

67 Gesch et al. Associação da má oclusão e da oclusão funcional com sinais de desordens temporomandibulares em adultos: Resultados do estudo de base populacional sobre saúde na Pomerânia. Angle Orthod. 2004 Aug;74(4):512-520.

68 Seligman DA., Pullinger AG. Análise de variáveis oclusais, desgaste dentário e idade para distinguir controlos saudáveis de pacientes do sexo feminino com desordens temporomandibulares intracapsulares. J Prosthet. Dent. 2000 Jan;83(1): 76-82.

69 Doegan et al. Orientação do dente canino e sons da articulação temporomandibular em não pacientes e pacientes. J Oral Rehabilitation 1996;23:799-804.

70 Hill AB. O ambiente e a doença: associação ou causalidade? Proc R Soc Med. 1965;58:295-300.

71 Obrez A, Stohler CS. Dor muscular na mandíbula e seus efeitos no traçado do arco gótico. J Prosthet Dent. 1996;75:393-398.

72 LeResche L, Mancl L, Sherman JJ, Gandara B, Dworkin SF. Alterações na dor temporomandibular e outros sintomas ao longo do ciclo menstrual. Pain. 2003;106:253-261.

73 LeResche L, Sherman JJ, Huggins K, Saunders K, Mancl LA, Lentz G et al. Dor orofacial músculo-esquelética e outros sinais e sintomas de perturbações temporomandibulares durante a gravidez: um estudo prospetivo. J Orofac Pain. 2005;19: 193-201.

74 Graber TM. Desordens temporomandibulares: concordância e conflito. In: Carlson DS, editor. Teoria do crescimento craniofacial e tratamento ortodôntico. Monografia 23, Série Crescimento Craniofacial, Centro de Crescimento e Desenvolvimento Humano. Ann Arbor: Universidade de Michigan, 1990:117-51.

75 . Rugh JD, Solberg WK. Estado da saúde oral nos Estados Unidos. Desordens temporomandibulares. J Dent Educ 1985;49:398- 404.

76 Schiffman E, Fricton JR. Epidemiologia da dor na ATM e craniofacial. In: Fricton JR, Hathaway KM, editores. TMJ and craniofacial pain: diagnosis and management. St. Louis: IEA, 1988:1-10.

77 De Kanter RJ, Truin AM, Burgersdijk GJ, Van't Hof MA, Battistuzzi PGFCM, et al. Prevalência na população adulta holandesa e uma meta-análise dos sinais e sintomas de desordens temporomandibulares. J Dent Res 1993;72:1509- 18.

78 Greene CS. Desordens temporomandibulares na população geriátrica. J Prosthet Dent 1994;72:507-9.

79 Nourallah H, Johansson A. Prevalência de sinais e sintomas de perturbações temporomandibulares numa população jovem saudita do sexo masculino. J Oral Rehabil 1995;22:343-7.

80 Hiltunen K, Schmidt-Kaunisaho K, Nevalainen J, Narhi T, Ainamo A. Prevalência de sinais de desordens temporomandibulares entre os habitantes idosos de Helsínquia, Finlândia. Ata Odontol Scand 1995;53:20-3.

81 .Montegi E, Miyasaki H, Oguka I. Um estudo ortodôntico dos distúrbios da articulação temporomandibular, I: pesquisa epidemiológica em japoneses de 6 a 18 anos de idade. Angle Orthod 1992;62:249-56.

82 Egermark-Eriksson, I, Carlsson GE, Magnusson T. Um estudo epidemiológico a longo prazo da relação entre factores oclusais e disfunção mandibular em crianças e adolescentes. J Dent Res 1987;67:67-71.

83 Agerberg G, Bergenholz A. Distúrbios craniomandibulares na população adulta de West Bothnia, Suécia. Ata Odontol Scand 1989;47:129-40.

84 Salonen L, Hellden L, Carlsson GE. Prevalência de sinais e sintomas de disfunção do sistema mastigatório: Um estudo epidemiológico numa população sueca adulta. J

Craniomandib Disord Facial Oral Pain 1990;4:241-50.

85 Wanman A, Agerberg G. Etiologia dos distúrbios craniomandibulares: avaliação de alguns factores oclusais e psicossociais em jovens de 19 anos. J Craniomandib Disord Facial Oral Pain 1991;5:35-44.

86 Roth RH. Oclusão funcional para o ortodontista, I. J Clin Orthod 1981;15:32-41.

87 Roth RH, Rofs DA. Oclusão funcional para o ortodontista, II. J Clin Orthod 1981;15:32-41, 44-51.

88 Roth RH. Oclusão funcional para o ortodontista, III. J Clin Orthod 1981;15:174-9, 182-98.

89 Roth RH, Gordon WW. Oclusão funcional para o ortodontista, IV. J Clin Orthod 1981;15:246-54, 259-65.

90 Williamson EH. Oclusão: compreensão ou mal-entendido. Angle Orthod 1976;46:86-93.

91 Cohen WE. Um estudo das interferências oclusais em oclusões tratadas ortodonticamente e em oclusões normais não tratadas. Am J Orthod 1965;51:647-89.

92 Rinchuse DJ, Sassouni V. Uma avaliação das interferências oclusais funcionais em indivíduos tratados ortodonticamente e não tratados. Angle Orthod 1983;53:122-30.

93 Hwang H-S, Behrents RG. O efeito do tratamento ortodôntico na discrepância cêntrica. J Craniomandib Pract. 1996; 14:133-8.

94 Andrews LF. As seis chaves para uma oclusão normal. Am J Orthod 1972;62:296-309. Roth RH. Dor-disfunção temporomandibular e relação oclusal. Angle Orthod 1973;43:136-53.

95 Roth RH. O sistema de manutenção e a dinâmica oclusal. Dent Clin North Am 1976;20:761-88.

96 Roth RH. Oclusão funcional para o ortodontista II. J Clin Orthod 1981;25:100-23.

97 Rinchuse DJ, Kandasamy S. Articuladores em ortodontia: uma perspetiva baseada em evidências. Am J Orthod Dentofacial Orthop 2006;129:299-308.

98 Rinchuse DJ, Kandasamy S. Relação cêntrica: uma perspetiva ortodôntica histórica e contemporânea. J Am Dent Assoc 2006; 137:494-501.

99 Rinchuse DJ, Kandasamy S, Sciote J. Uma visão contemporânea e baseada em evidências da oclusão protegida canina. Am J Orthod Dentofacial Orthop 2007;132:90-102.

100 Donald JR. e Sanjivan K. Myths of orthodontic gnathology (Mitos da gnatologia ortodôntica). Am J Orthod Dentofacial Orthop 2009;136:322-30.

101 Magnusson T, Egermark-Eriksson I, Carlsson GE. Estudo longitudinal de quatro anos sobre a disfunção mandibular em crianças. Community Dent Oral Epidemiol. 1985;13:117-120.

102 . Egermark I, Thilander B. Desordens craniomandibulares com especial referência ao tratamento ortodôntico: uma avaliação desde a infância até à idade adulta. Am J Orthod Dentofacial Orthop. 1992;101(1):28-34.

103 . Egermark-Eriksson I. Maloclusão e alguns registos funcionais do sistema mastigatório em crianças suecas em idade escolar. Swed Dent J. 1982;6:9-20.

104 . Ephrain W., Alona EP. Oclusão, tratamento ortodôntico e desordens temporomandibulares: Mitos e evidências científicas.In livro , Ortodontia - Aspectos Básicos e Considerações Clínicas, capítulo 14 , página no. 327-340.

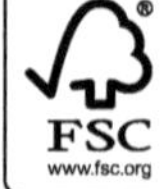

MIX
Papier aus verantwortungsvollen Quellen
Paper from responsible sources
FSC® C105338

Printed by Books on Demand GmbH, Norderstedt / Germany